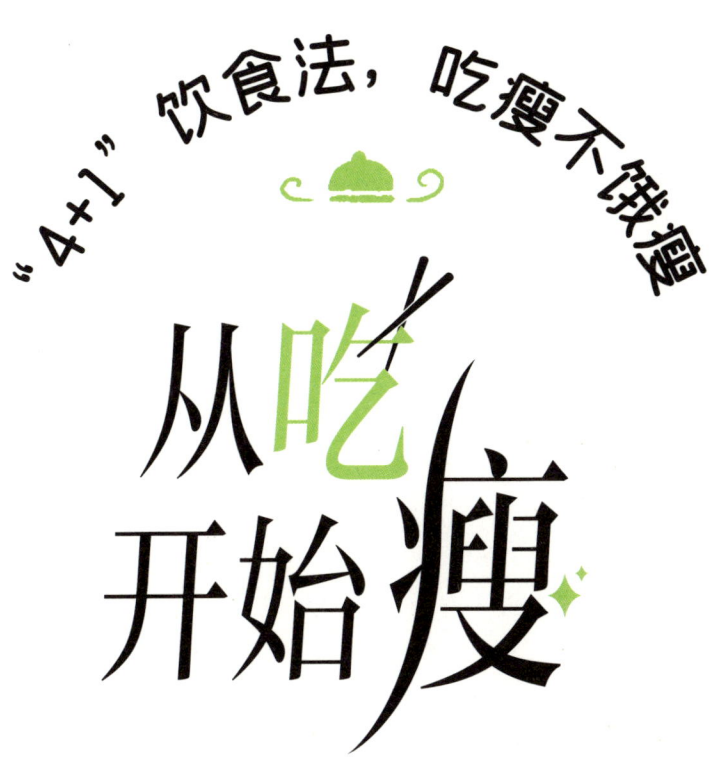

"4+1"饮食法，吃瘦不饿瘦

从吃开始瘦

小生饭饭 /著

青岛出版集团 | 青岛出版社

图书在版编目（CIP）数据

从吃开始瘦 / 小生饭饭著 . -- 青岛：青岛出版社，2024. -- ISBN 978-7-5736-2546-5

Ⅰ . R247.1

中国国家版本馆 CIP 数据核字第 2024JM7673 号

CONG CHI KAISHI SHOU

书　　名	从吃开始瘦
作　　者	小生饭饭
出版发行	青岛出版社
社　　址	青岛市崂山区海尔路182号（266061）
本社网址	http://www.qdpub.com
邮购电话	0532-68068091
策划编辑	周鸿媛
责任编辑	肖　雷
特约编辑	黄小文　逄　丹
装帧设计	毕晓郁
插　　图	兰　洋
印　　刷	青岛海蓝印刷有限责任公司
出版日期	2025年1月第1版　2025年1月第1次印刷
开　　本	32开（889mm×1194mm）
印　　张	4.25
字　　数	48千
书　　号	ISBN 978-7-5736-2546-5
定　　价	58.00元

编校印装质量、盗版监督服务电话：4006532017　0532-68068050

建议陈列类别：健康　美食

序言

你们好呀,我是饭饭。

我在国外完成硕士学业后,回到祖国,选择前往香港特别行政区读博士。这前前后后,我也有过多重身份——从站在大学三尺讲台上的老师到中央电视台美食节目主持人,从写出 5 本美食、营养畅销书的作家到全网拥有 500 万"粉丝"的美食博主,短短几句话不足以概括我和美食的"缘分"。

在央视主持美食节目的 7 年里,我品尝了许多来自全世界各地的美食,了解到它们背后所蕴含的饮食文化,接触了来自不同国家、不同地区的美食家和营养师,并积累了大量的营养学知识。

与此同时,我在微博上注册了自己的社交媒体账号,用视频和文字记录全球各地的美食、风情,想要将自己对美食的感悟和所积累的营养学知识分享给更多的人。"爱折腾"的我,后来又开始在微信公众号、抖音等平台上进行创作。长达 10 年的美食内容输出,让我积累了 500

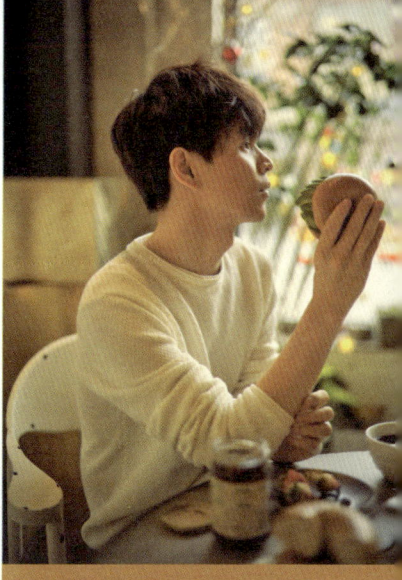

○ CCTV-1 央视节目《天天饮食》《中国味道》前主持人

○ 美食畅销书《你好,烘焙》《好想为你做面包》《好想为你做烘焙》作者

○ "小生饭饭"品牌主理人

○ 美食博主,瘦身博主,全网拥有 500 万"粉丝",带领超过 10000 位女性朋友瘦身成功

万跟我一样一直在追求健康饮食和美好生活的"粉丝"。

经过无数次与美食的"牵手",我形成了一套属于自己的、靠好好吃饭就能管理好身材的饮食方法——"4+1"饮食法。我自己,就是这套饮食方法的最大受益者。

拥有好身材加熟练掌握任何一项技能可能就会成为你成功的"王牌"——这不是一句功利的"鸡汤",而是现实的真相,也是我用亲身经历证明的"真理"。刚进央视的时候我是个"小肥仔",这一度导致我上不了节目,没有导演愿意用我。

后来我靠着这套饮食方法,用3个月时间成功地将体重从75千克减到60千克。减重15千克后,我变瘦了,整个人的形象、气质发生了翻天覆地的变化。

不仅如此,我还帮助众多明星朋友制订饮食计划。利用"4+1"健康饮食方法,我帮助他们达成瘦身的效果,而这些成果进一步验证了我的"4+1"饮食法的成效。

药补不如食补,身材管理的大部分问题都可以利用合理饮食来解决,因为大部分的身体问题都是由不良的饮食习惯导致的。**不合理的一日三餐可以"毁"了你,而健康的饮食可以重新"塑造"你。**

后来,在做美食博主的过程中,我接触到了不同地方、不同身份的"粉丝"群体(以女性居多)——他们有的是在各个城市工作的职场人士,有的是需要照顾一家老小的家庭主妇,有的是拥有

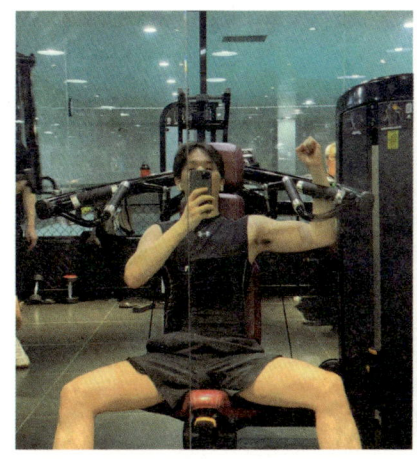 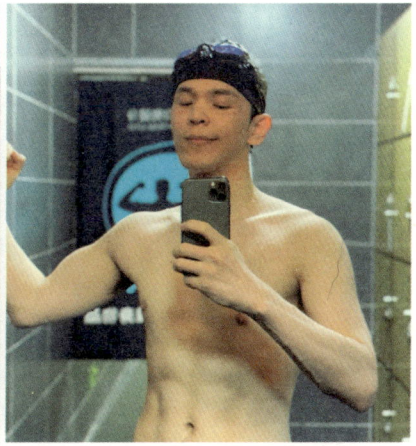

两个可爱孩子的"超人"宝妈,有的是只能在学校吃食堂和外卖的大学生,甚至还有每天在外奔波的网约车司机……这其中的许多人都在为自己的身材烦恼。

利用多年积累的专业知识,我帮助越来越多的"粉丝"达成了他们想要的瘦身效果。但是,当不断地有人向我寻求帮助的时候,我发现其中多数人都缺乏基本的营养学常识。他们在身材管理方面都有一个共同的误区,那就是把瘦身当成了一个"看病吃药"的过程,希望通过一次努力,就能达到一劳永逸的效果。

但事实上,瘦身并不是看病吃药,而是一种细水长流的、可持续的健康生活方式,需要"长期主义"。**比体重管理更重要的是身材管理,比身材管理更重要的是健康管理。**瘦身只是健康管理中的一个环节。只要你拥有了基本的营养学常识,再加上一套适合你的饮食方法,你就能将寻常的食材变得更养生、更健康。吃的东西健康了,身材管理自然会有效果。

帮助更多人养成健康的饮食习惯,收获健康的生活方式,让他们重启健康的人生,便是我写此书的目的。比起单纯的瘦身,掌握正确的营养学知识、拥有良好的饮食习惯、获得健康的生活方式才是更重要的!

在我看来,这些寻求摆脱困境的人,抛开其家庭和社会带给他们的身份,他们首先是他们自己,然后才是员工、老板、妻子、丈夫、母亲、父亲、女儿和儿子。我想让所有关注和喜欢我的"粉丝"姐妹们更加美丽自信,让所有男性"粉丝"朋友们更加健硕,让每个人都能变成更好的自己,永远充满能量,永远拥有对生活的热情。这些改变的意义远远大于体重秤上冰冷数字的意义。

只有当你自己真正瘦下来之后,你才知道瘦身的意义到底是什么。拥有好的身材只是开始,随之而来的是更加美好、更加牢固的友情、亲情和爱情,还有更加从容的心态和更加肆意潇洒的人生。

需要说明的是,我并不是专业的营养师,我给大家分享的是我自身成功瘦身的经验和帮助许多朋友和粉丝达到身材管理目标的方法总结。当你翻开这本书,你可以根据自身的实际情况选用符合自己的瘦身方法,希望这些方法能帮到你。

这本书的第一部分详细介绍了我总结的"4+1"饮食法,这是

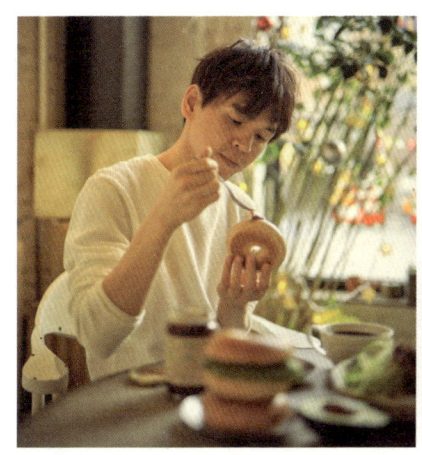
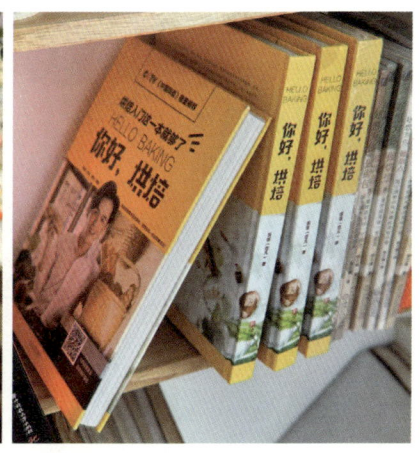

我在参考中国营养学会编著的《中国居民膳食指南（2022）》的基础上，按照人体每天所需的营养成分进行食材配比，并且经过我多年的亲身实践，整理出的适用于身材管理人群的饮食方法。我会分别阐述4种主要营养素（我称之为"四大营养素"）和水的功能，以及科学的摄入建议，并且给出可供参考的一日三餐的食谱。如果你愿意按照这个方法去践行，相信你会有意想不到的收获，获得身材管理的理想结果。

第二部分介绍了三个常用的瘦身知识：如何计算基础代谢率、如何判断体重基数、如何计算食物的能量；还介绍了三种近年来流行的瘦身方法：轻断食瘦身法、16+8瘦身法、生酮饮食，供你参考。

第三部分介绍几种"超级食物"，它们含有丰富的营养成分，是进行身材管理的理想选择。之后给大家推荐两种常见的营养补充剂——鱼油和维生素，它们将成为你瘦身路上的"加速器"。

第四部分提供一些关于睡眠、运动方面的建议，为你的瘦身事业助力。由于我的"粉丝"群体大部分是女性，她们在身材管理方面会与男性存在诸多不同，所以这部分还单独为她们设置了女性瘦身饮食指南，分别讲述了在"姨妈期"、孕期、月子期、哺乳期等特殊时期应当如何正确饮食，为所有的"女超人"们保驾护航。

都说三十而立、四十不惑，2024年是我的本命年。时至今日，我好像又重新找到了我人生的意义，那就是帮助所有喜欢我的"粉丝"们吃出更加完美的身材，拥有更加美好的生活。这本书是我送给大家的一份礼物。对于你们来说，它是一本方便实用的瘦身工具书，对于我来说，它代表着我努力的方向。

为了提高本书的阅读性，我还整理了上百条瘦身小知识，写在每页的下方，希望读者朋友们能够轻松快乐地吸收健康营养知识，读有所学，学有所用。

最后，愿你在读完这本书之后，能去参照实践一下，希望它能帮你拥有更加健康、美好的人生。

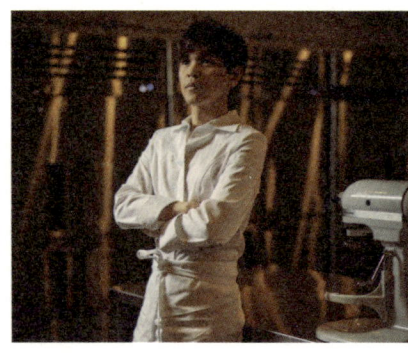 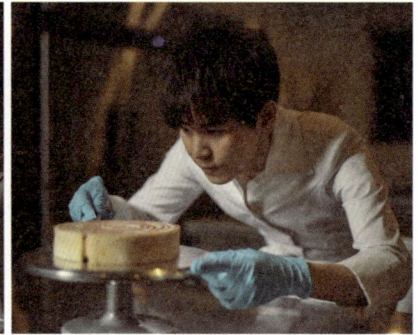

目 录

PART 1

我的瘦身秘籍——"4+1"饮食法

"4+1"饮食法的核心要素　　　　　　　　　　002
健康饮食的正确打开方式　　　　　　　　　　006
"4+1"饮食法中的"4"　　　　　　　　　　　008

碳水化合物
碳水化合物——身体的"燃料"　　　　　　　008
简单碳水食物与复杂碳水食物　　　　　　　　010
什么是"低 GI 食物"？　　　　　　　　　　　011
碳水化合物怎么摄入？　　　　　　　　　　　012

蛋白质
蛋白质——身体的"建筑材料"　　　　　　　013
蛋白质也要看"出身"　　　　　　　　　　　014
摄入蛋白质要打"组合拳"　　　　　　　　　017

膳食纤维
膳食纤维——肠道的"清道夫"　　　　　　　019
膳食纤维中的"可溶"和"不可溶"　　　　　021
膳食纤维，你吃对了吗？　　　　　　　　　　022

脂肪
脂肪——身体的高效能量来源　　　　　　　　024
脂肪也要区别对待　　　　　　　　　　　　　026
摄入脂肪的"小心思"　　　　　　　　　　　028

---

* part：部分，篇章的意思。

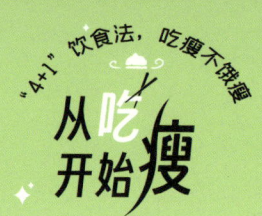

"4+1"饮食法中的"1"   030

- 水——新陈代谢的参与者   030
- 你会喝水吗?   031
- "早C晚K"补水大法   032
- 喝茶益处多   036
- 关于咖啡的瘦身"八卦"   038
- 被错爱的咖啡   038

"4+1"饮食法三餐食谱大公开   040

- 早餐食谱举例   040
- 午餐食谱举例   042
- 晚餐食谱举例   043
- 加餐食谱举例   044
- 一日饮水时间表   045
- 放纵餐——犒劳一下自己   046
- 放纵餐食谱举例   047

专栏:蔬菜、水果的聪明选择   048

- 瘦身期间如何选蔬菜?   048
- 瘦身期间如何吃水果?   050

PART 2

一起来做瘦身行动派!

先来了解基础代谢   058

- 什么是基础代谢?   058
- 如何计算基础代谢率?   058
- 如何根据基础代谢率制订减重计划?   061

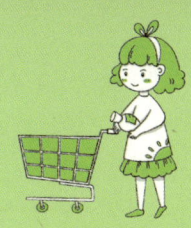

你属于哪种体重基数?	062
什么是体重基数?	062
如何计算自己的体重基数?	062
如何根据体重基数调整瘦身计划?	066

如何计算食物的能量?	068
如何查询食物能量?	068
如何合理安排三餐?	070
关注包装食品的能量值	072

🌿 专栏：常见的瘦身方法

轻断食瘦身法	074
16+8 瘦身法	077
生酮饮食	080

PART 3

"超级食物"帮你高效瘦身

"超级食物"1：可可粉	084
可可粉——来自热带的神奇食物	084
可可粉是抗氧化的小能手	086
可可粉怎么选?	088
可可粉饮品怎么喝?	089

"超级食物"2：羽衣甘蓝	090
羽衣甘蓝——蔬菜界的"超级明星"	090
羽衣甘蓝的健康吃法	092

"超级食物"3：牛油果	093
牛油果——营养丰富的"森林黄油"	093
牛油果，你吃对了吗?	095

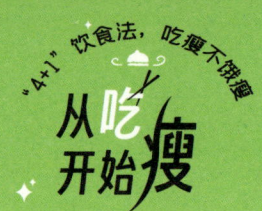

"超级食物"4：奇亚籽 ... 096
 奇亚籽——到底"奇"在哪里？ ... 096
 奇亚籽的食用小贴士 ... 096

"超级食物"5：亚麻籽 ... 098
 亚麻籽——种子界的营养多面手 ... 098
 亚麻籽的食用小贴士 ... 098

"超级食物"6：肉桂粉 ... 100
 肉桂粉——拥有让人无法拒绝的香气 ... 100
 肉桂粉的食用小贴士 ... 100

专栏：营养补充剂 ... 102
 鱼油 ... 102
 维生素 ... 105

PART 4

关于瘦身的全方位生活建议

关于睡眠 ... 108

 睡眠在瘦身中的作用 ... 108
 如何提高睡眠质量？ ... 109
 睡眠不好怎么办？ ... 111

关于运动 ... 112

 运动在瘦身中的作用 ... 112
 合理运动才能高效瘦身 ... 114

专栏：送给女性的特别饮食指南 ... 116

Part 1

我的瘦身秘籍——"4+1"饮食法

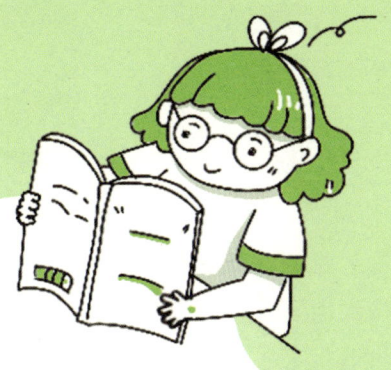

"4+1"饮食法的核心要素

"4+1"饮食法,源自我多年对营养学理论的深入学习和从多年的实操经验中提炼的饮食方案。我亲身实践过,并且成为这一饮食法的最大受益者。它不仅让我获得了更好的工作机会,还帮助我在日复一日的生活和工作中保持着远超同龄人的能量和精力。我的明星朋友们以及众多"粉丝"也共同验证过这一饮食法的有效性。

> 饭饭说:这套方法,让我在3个月的时间内,从75千克快速减到了60千克,至今未反弹。

"4+1"饮食法中的"4",指的是碳水化合物、蛋白质、脂肪和膳食纤维。其中,膳食纤维也属于碳水化合物的范畴,但由于大部分膳食纤维不能被小肠消化吸收,因此常被单独列出。在开始正题之前,让我们先来看一下下页的图。这是我参考中国营养学会"成年人每日营养素推荐摄入量",并结合自己的实践效果总结出的推荐摄入量。

瘦身小知识 每天早晨起床后喝一杯温水,有助于排毒。

成年人每日营养素参考摄入量

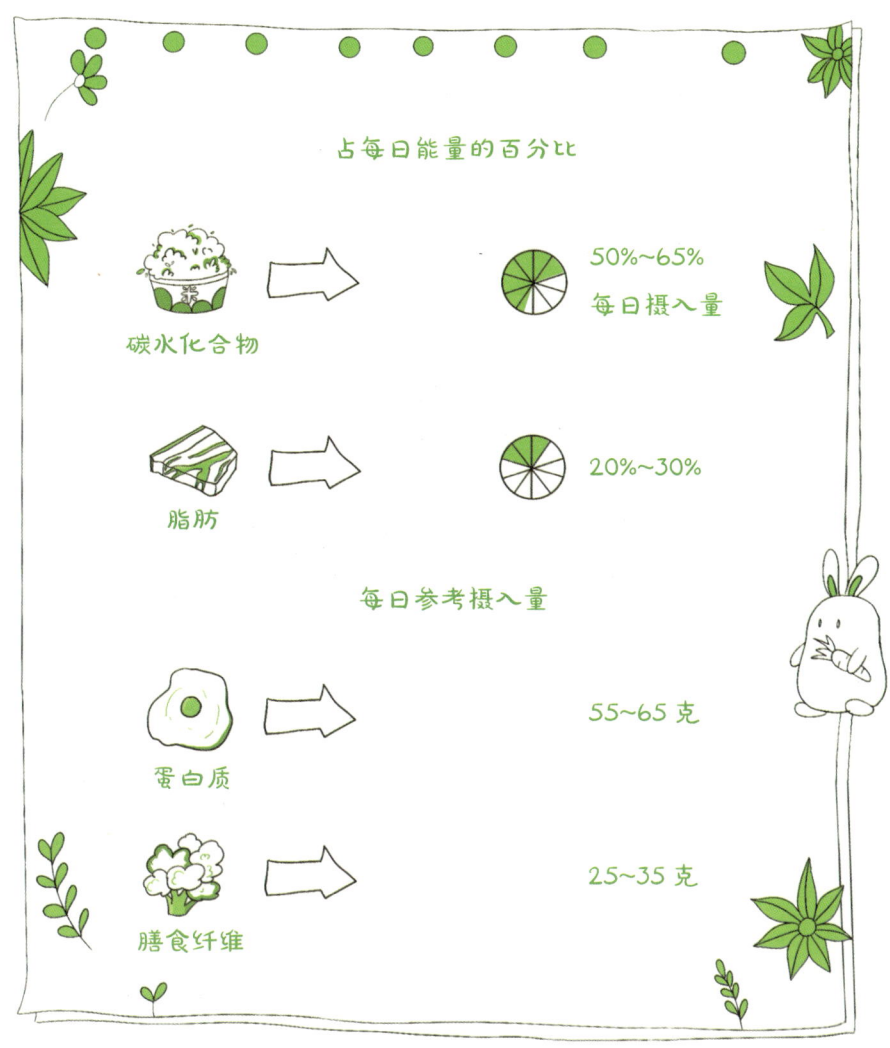

瘦身小知识 饮食结构要合理，多吃水果、绿叶蔬菜和全谷物。

每个人每天需要摄入的营养素的量，会因为其年龄、性别、身高、体重、活动量的不同而有所不同。为了达到瘦身效果，我在中国营养学会提供的参考摄入量的基础上将每种营养素的每日摄入量减少了约10%。为了方便记忆，我为大家换算成每餐的食物摄入量，并总结成了一句话：

成年人每餐的均衡膳食大致可看作——
- **一拳头大小的主食**
- **一巴掌大小的高蛋白食物**
- **一捧量的蔬菜**
- **一拇指量的油脂**

"4+1"饮食法中的"1"，指的是水。 我们可以根据《中国居民膳食指南（2022）》给出的建议来饮水。

在温和的气候条件下，建议低身体活动水平的成年人，每天至少饮水1500~1700毫升（7~8杯）。建议一天中饮水和整体膳食水摄入量为2700~3000毫升。

大部分人肥胖是因为其饮食结构存在问题，他们不是忽略了某种营养素的摄入，就是对摄入食物的量把控不好，或者两者兼而有之。如主食摄入过多，但膳食纤维摄入不足；或者反式脂肪酸摄入过多，而优质脂肪摄入不足，等等。因此，只要我们稍稍调整日常的饮食习惯，不用节食，不用挨饿，吃好喝好，就能轻轻松松拥有美好身材。

瘦身小知识 尽量减少高糖、高脂肪、高盐的零食的摄入。

成年人每餐均衡膳食建议

每餐膳食组成	早餐	中餐	晚餐
一拳大小的主食（碳水化合物的主要来源）			
一掌大小的肉蛋（奶）（蛋白质的主要来源）			
一把量的蔬菜（膳食纤维的主要来源）			
一拇指量的油脂（脂肪的主要来源）			

瘦身小知识 餐前喝一杯水，有助于增加饱腹感，减少食量。

健康饮食的正确打开方式

当然，身材管理是一个综合性的过程，除了膳食均衡和营养搭配合理，烹饪方法也在其中扮演着重要的角色。**为了达到塑造理想身材的目标，我们应当选择简单、少油的烹饪方法，如蒸、煮、炖等。**这样做一方面是为了避免摄入过多的能量，另一方面是为了更好地保留食材的天然风味和营养成分。与之相反，那些高油、高盐的烹饪方法，如炸、煎、炒等，做出的菜不仅能量高，还可能给我们带来一些健康风险。

> **饭饭说**
>
> 如果缺乏营养学知识，我们很容易将原本健康的食物变得不健康，这也是我在"粉丝"群中经常发现的问题。

例如，土豆原本是一种优质的富含碳水化合物的食物，一旦制作成炸薯片或炸薯条，就会摇身一变，成为高能量食品。橙子原本是富含膳食纤维和维生素的水果，榨成果汁后却会损失大部分的膳食纤维，而且其中的维生素也会遭到破坏。再比如，未碱化的生可可粉是一种营养丰富的"超级食物"，但经过碱化处理的熟可可粉营养价值会大打折扣，如果再添加大量的糖，便成为不折不扣的高能量食品。甚至连原本能提升身体代谢能力的黑咖啡，一旦加入大量的糖和奶油，便会转变为容易让你肚子上堆积脂肪的"能量炸弹"。

瘦身小知识 晚餐尽量在睡前 4 小时吃完，避免睡前摄入过多能量。

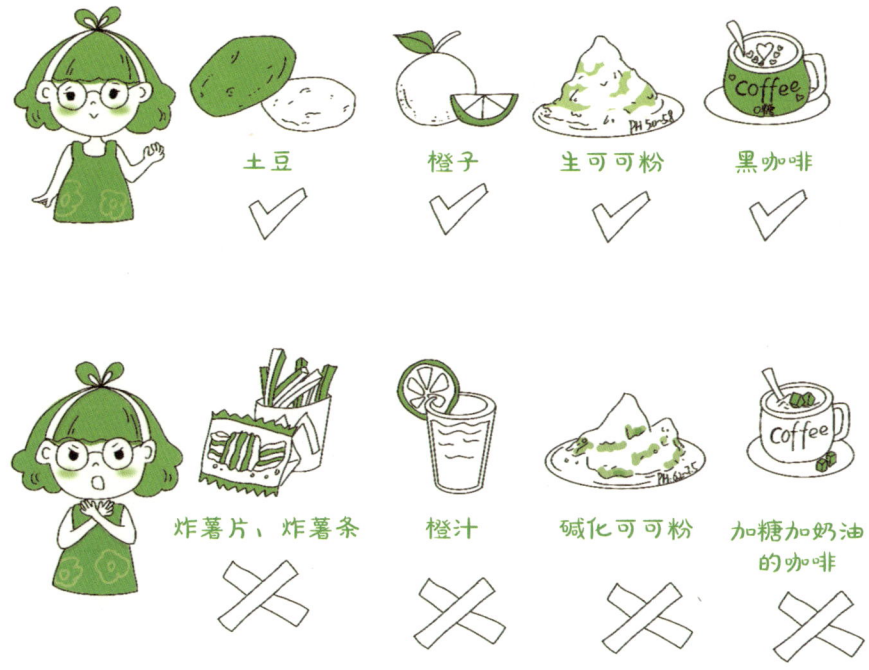

简而言之，**合理的饮食结构，正确的营养素摄入量，充足的水，以及简单少油的烹饪方法，是"4+1"饮食法的核心。**

接下来，我将会详细地为大家介绍碳水化合物、蛋白质、脂肪、膳食纤维和水的功能以及摄入方法，同时分享在日常生活中如何运用这套方法挑选食材，并且给出具体的饮食建议。具备了这些基本的营养学知识，会让我们在身材管理的过程中更加游刃有余。

瘦身小知识　每周可适当进行1~2次有氧运动，如跑步、游泳或骑自行车。

"4+1"饮食法中的"4"

碳水化合物

碳水化合物——身体的"燃料"

功能 1：能量来源

碳水化合物简称"碳水"（本书以下所说"碳水"即碳水化合物），是我们身体最主要的能量来源。我们可以称之为身体的"燃料"。当我们摄入碳水化合物后，它会在体内被分解为单糖（如葡萄糖）。这些糖分子进入到血液后，被输送到身体的各个细胞，为细胞提供能量。有了它，我们的身体才能运转起来，才能有足够的精力工作、学习和运动。

功能 2：影响血糖

碳水化合物对人体血糖有着非常明显的影响。摄入碳水化合物后，我们的血糖会随之升高，达到峰值之后又开始下降。血糖低就是饥饿感产生的原因。如果在饱餐之后我们的血糖急剧上升，可能是因为我们摄入了不够优质的碳水化合物食物。**选择含优质碳水化合物的食物，会帮助我们稳定血糖水平、恢复精力、提高工作效率。**

瘦身小知识 力量训练有助于增加肌肉量，提升基础代谢能力。

碳水化合物与血糖的关系

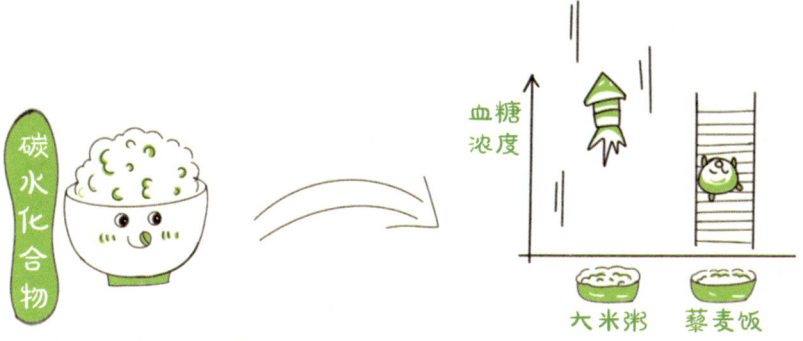

不同种类的食物对血糖的影响也不同

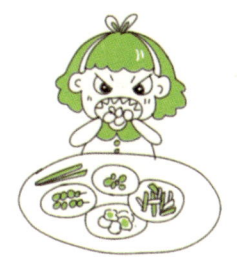

暴饮暴食会让血糖快速升高

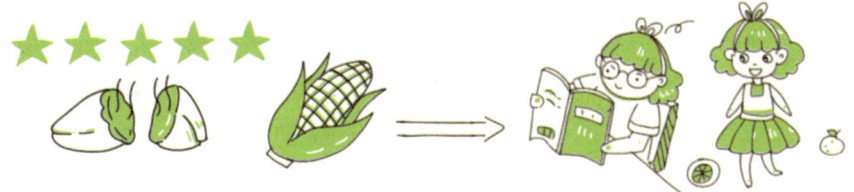

红薯、玉米等食物对血糖的影响较小

瘦身小知识 充足的睡眠有助于减少压力,降低食欲。

简单碳水食物与复杂碳水食物

为了方便理解,营养学家将富含碳水化合物的食物进行了简单分类,就是按升糖(血糖升高)的快慢进行分类,而**升糖快慢最直接的表现就是是否"扛饿"——导致升糖快的碳水食物不扛饿,而升糖慢的碳水食物比较扛饿。**

简单碳水食物

简单碳水食物也叫"快碳食物",是指含单糖或双糖较多的食物。单糖和双糖的结构相对简单,摄入后可以快速被身体吸收和利用。吃完"快碳食物"之后,人体血糖会快速上升,且因为消化、吸收快,所以饿得也快。简单碳水食物的代表是较甜的水果,如西瓜、香蕉等。

另外,简单碳水食物中有一些可以被称为**"劣质食物"。这些食物中的糖更容易被人体吸收,更容易使人发胖。**常见的"劣质食物"有:薯片、薯条、冰激凌、蛋糕等。

复杂碳水食物

复杂碳水食物也叫"慢碳食物",是含有由多个单糖分子结合而成的多糖化合物的食物,因为它的结构比较复杂,所以在人体内消化和吸收的时间长,人不容易饿。复杂碳水食物主要是谷物类或由谷物类加工而成的食品,如玉米、糙米、全麦面包等。一些蔬菜也含有大量的复杂碳水,如土豆、山药、南瓜等。

瘦身小知识 不要边看电视或手机边吃饭,否则容易分散注意力,导致吃得过多。

什么是"低GI食物"?

"GI(Glycemic Index)"是指血糖生成指数,GI值表示食物在体内被消化和吸收后对血糖影响的速度和程度。GI值越高,代表食物升高血糖的速度越快、能力越强,反之则越慢、越弱。GI值高的食物,容易导致血糖的剧烈波动,这也是导致我们肥胖、容易困倦、注意力不集中的"罪魁祸首"。反之,GI值低的食物,在胃肠内停留时间长,释放缓慢,葡萄糖进入血液后峰值低,下降速度慢。我们把GI值低的食物叫"低GI食物",常见的低GI食物有:燕麦、红薯、紫薯、玉米、山药、南瓜等。

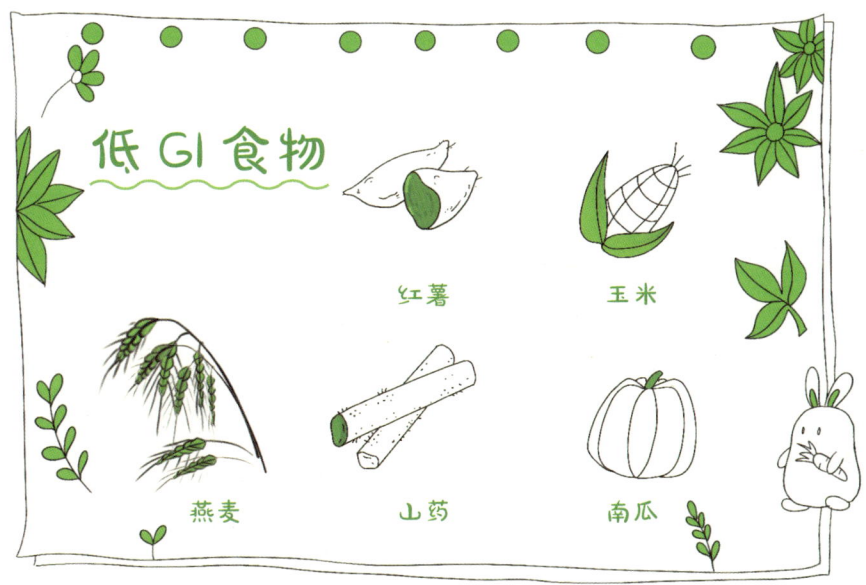

瘦身小知识 尽量用小一些的餐具盛饭,这样可以帮助我们控制食量。

碳水化合物怎么摄入？

中国营养学会建议，成年人膳食中每日碳水化合物所提供能量的范围为50%~65%，为了保证每日摄入足量的碳水化合物，成年人**每餐应吃80~100克的主食，即一拳头大小的主食**。女性朋友请记住，是你自己的拳头，千万别用你老公的拳头！

摄入碳水化合物要注意"快慢"结合，拒绝"劣质食物"。瘦身期间并不是只能摄入复杂碳水食物，完全不摄入简单碳水食物，而是都要摄入。可以多摄入"慢碳"，少摄入"快碳"，但一定要完全拒绝"劣质食物"。早上和晚上尽量吃复杂碳水食物，如全麦面包、杂粮饭。中午是全天当中可以放心吃简单碳水食物的时候，珍惜好午餐的时间。

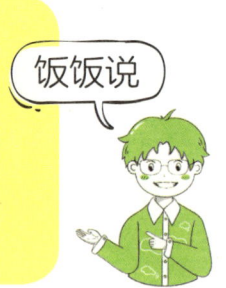

饭饭说：为什么我们经常在饱餐一顿之后会感到疲惫、困倦，不想工作？这可能是因为我们摄入了含不够优质的碳水化合物的食物，从而导致我们的血糖急剧上升。

瘦身小知识 细嚼慢咽，让身体有足够的时间去感知饱腹感。

Part 1
我的瘦身秘籍——"4+1"饮食法

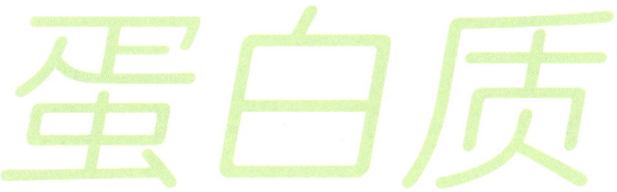

蛋白质——身体的"建筑材料"

功能1：身体的"建筑材料"

蛋白质帮助我们构建修复肌肉、皮肤和其他身体组织。假如我们的身体是一座大厦，那蛋白质就是修建这座大厦所需要的坚固的砖块和水泥，是我们身体的"建筑材料"，让身体保持结实有型。

功能2：瘦身的"好帮手"

蛋白质还有一个神奇的作用，那就是增加饱腹感。这是因为人体摄入蛋白质后比摄入其他物质需要更长的时间来消化。**摄入蛋白质含量丰富的食物后，我们的饱腹感会很强**，这样可以减少对食物的摄入。

瘦身小知识　避免喝含糖量高的饮料，如碳酸饮料、果汁饮料等。

蛋白质也要看"出身"

液体蛋白与固体蛋白

一般来讲,蛋白质总是存在于不同状态的食物中,为了方便理解和记忆,我们可以把蛋白质分为"液体蛋白"和"固体蛋白"。

液体蛋白

液体蛋白就是指液体类食物所含的蛋白质。液体食物比较容易消化和吸收,这使得它所含的蛋白质能够更快地被身体利用,尤其适合消化功能较弱的人群。

常见的富含蛋白质的液体食物有各种奶类及奶制品,如牛奶、羊奶、酸奶等。另外,一些高蛋白饮料,如蛋白奶昔和用蛋白粉冲泡的饮品也属于液体蛋白。要注意的是,一些含有大量乳糖的牛奶,对于乳糖不耐受的人来说,可能会引起胃肠道不适,影响蛋白质的消化吸收。

固体蛋白

固体蛋白就是指存在于固体食物中的蛋白质。这些食物除了富含蛋白质,通常还含有其他丰富的营养成分,如维生素、矿物质等。同时,咀嚼固体类食物有助于增加饱腹感,减少食欲。固体食物在肠道内的消化过程相对缓慢,这也可以帮助我们减少食物的摄入量。

瘦身小知识 坚持写饮食日记,有助于监控自己的饮食习惯。

常见的富含蛋白质的固体食物有肉类（如鸡肉、牛肉、鱼肉）、豆类制品（如豆腐、豆干）、蛋类（如鸡蛋、鸭蛋）等。

富含蛋白质的液体食物

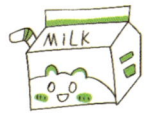 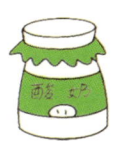 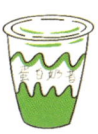 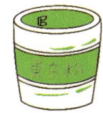

牛奶　　　酸奶　　　蛋白奶昔　　蛋白粉饮品

易于消化吸收

富含蛋白质的固体食物

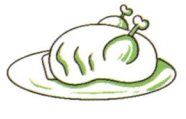  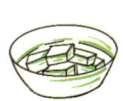  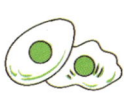

鸡肉　　牛肉　　豆腐　　豆干　　鸡蛋　　鸭蛋

有助于增加饱腹感

瘦身小知识　多喝水，保持身体水分平衡。

植物蛋白与动物蛋白

植物蛋白

植物蛋白主要来源于植物性食物,如豆类、坚果、谷物等。植物蛋白中除了大豆蛋白外,其他植物性食物所含的蛋白质通常是不完全蛋白质,即缺乏一种或多种必需氨基酸。富含植物蛋白的食物一般含有丰富的膳食纤维、维生素、矿物质等营养物质,有助于促进肠道健康。同时,植物性食物中含有的不饱和脂肪酸对心血管健康也有益处。

动物蛋白

动物蛋白主要来源于动物性食物,如肉类、鱼虾类、蛋类、奶类等。这些食物中所含的动物蛋白多是完全蛋白,它们含有身体所需的全部必需氨基酸,这些氨基酸的组成与人体蛋白质氨基酸的组成最为接近,所以更容易被身体吸收利用。同时,动物性食物中的铁、锌等矿物质也更容易被身体吸收。

瘦身小知识 成年人在瘦身期间,每天合理的饮水量为 2~3 升。

Part 1
我的瘦身秘籍——"4+1"饮食法

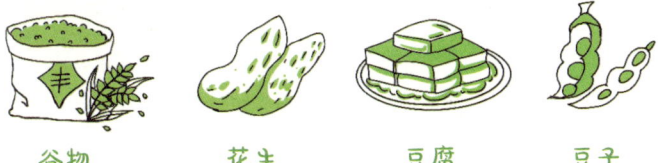

富含植物蛋白的食物

谷物　　花生　　豆腐　　豆子

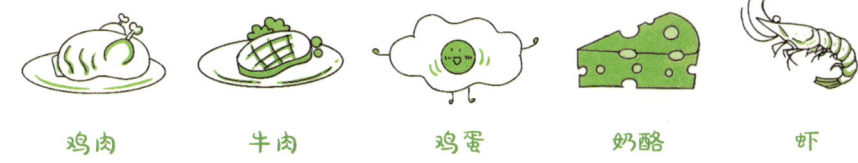

富含动物蛋白的食物

鸡肉　　牛肉　　鸡蛋　　奶酪　　虾

摄入蛋白质要打"组合拳"

蛋白质的摄入量

中国营养学会推荐,成年人每日的蛋白质摄入量应为55~65克(女性摄入量约为55克,男性摄入量约为65克)。这一推荐量会因个体的身体活动水平等因素而有所不同。例如:成年人每天吃1个鸡蛋、250毫升牛奶、200克左右瘦肉或鱼肉,再加100克豆制品,即可满足每日蛋白质摄入需求。

> **瘦身小知识**　适量摄入咖啡因(如喝咖啡、茶),在一定程度上有助于提高新陈代谢能力。

蛋白质的摄入原则

要摄入多种不同类型的蛋白质：既要摄入"液体蛋白"，也要摄入"固体蛋白"；既要摄入动物蛋白，也要摄入植物蛋白。这样结合，才能确保获得全面的营养。

要选优质蛋白，简单烹饪：要尽量选择瘦肉、低脂奶制品等含优质蛋白的食物，避免摄入过多的脂肪。尽量选择健康的烹饪方法，如蒸、煮、炖等，避免油炸、油煎等高油烹饪方法带来额外的能量摄入。

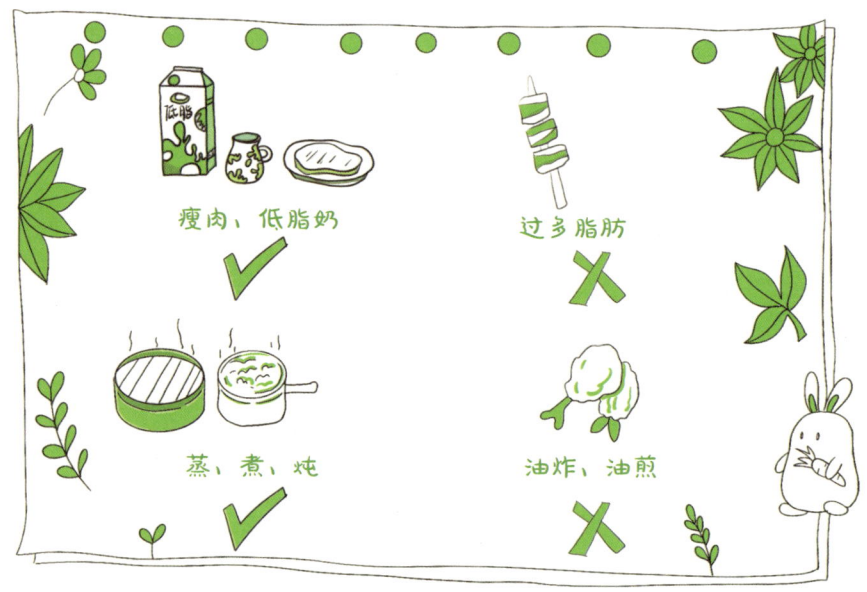

瘦身小知识　避免过度饮酒，因为酒精会抑制脂肪代谢。

膳食纤维

膳食纤维——肠道的"清道夫"

膳食纤维被誉为"肠道的清道夫",它是一种多糖,从化学结构上来说属于碳水化合物,但它既不能被胃肠道消化、吸收,也不能产生能量,因此营养学上常常将它单独列为一类营养素。

功能 1：促进肠道健康

膳食纤维可以增加食物在肠道内的体积,增加饱腹感,帮助控制食欲;膳食纤维还能够促进肠道蠕动,减少食物在肠道中停留的时间,还能吸收水分,使粪便柔软、易于排出,从而缓解便秘问题。同时,**膳食纤维还可以促进肠道有益菌群的生长,维持肠道菌群平衡,保持消化系统的健康。**打个比方,膳食纤维在你的肠道中就像个"过客",它会吸附着食物残渣一起被排出体外。

功能 2：预防疾病

膳食纤维可以延缓人体对食物中葡萄糖的吸收速度,从而防止用餐后血糖快速上升,有助于预防糖尿病。水溶性膳食纤维还可以帮助身体吸收矿物质,降低胆固醇水平,减少患心血管疾病的风险。除此之外,摄入足够的膳食纤维还能预防包括结肠癌、脂肪肝、冠心病在内的多种疾病。

> **瘦身小知识** 吃饭前先喝汤,有助于减少食量。

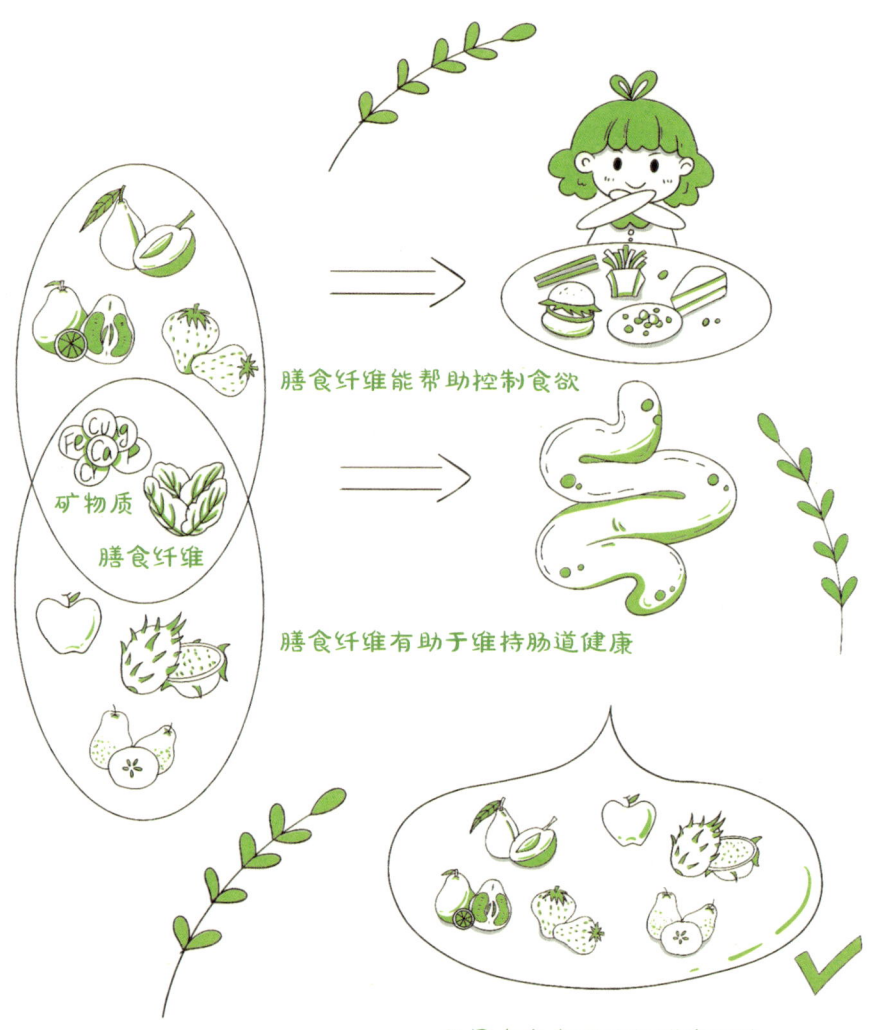

膳食纤维能帮助控制食欲

膳食纤维有助于维持肠道健康

水果中富含可溶性膳食纤维

瘦身小知识 尽量避免吃夜宵,睡前摄入的能量不易被消耗,而且吃饱了影响睡眠质量。

膳食纤维中的"可溶"和"不可溶"

可溶性膳食纤维

可溶性膳食纤维主要有果胶、树胶和粘胶等,它们主要存在于谷类、豆类、水果、蔬菜等食物中。这类纤维可以在水中溶解,吸水后会膨胀,形成胶状物质,并且可以在大肠中被微生物发酵,生成有用的代谢产物,有助于降低胆固醇、稳定血糖,对心血管健康有益。

不可溶性膳食纤维

不可溶性膳食纤维主要有纤维素、半纤维素和木质素等,这类纤维不溶于水,它们主要存在于全谷类、坚果、蔬菜以及植物的皮和茎中。不可溶性膳食纤维可以增加粪便体积,促进肠道蠕动,预防便秘,有助于肠道健康。

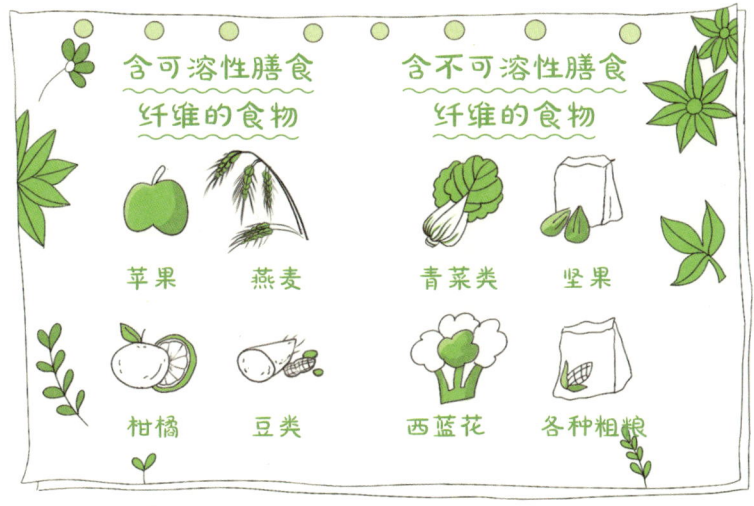

瘦身小知识:尽量选择低脂、高蛋白的食物作为零食。

膳食纤维，你吃对了吗？

膳食纤维的摄入量

适量摄入：根据中国营养学会的推荐，成年人每日膳食纤维的推荐摄入量为25~30克。为保证这个摄入量，成年人每天要吃300~500克的蔬菜。

膳食纤维的摄入原则

注意搭配：既要摄入富含可溶性膳食纤维的食物，也要摄入富含不可溶性膳食纤维的食物，以实现营养的全面、均衡。

烹饪方式：尽量选择简单的烹饪方法，如水煮、清炒、清蒸，避免油炸、油煎等高油、高盐的烹饪方法，以保证食物中的膳食纤维被最大限度地保留，且不会摄入多余的能量。

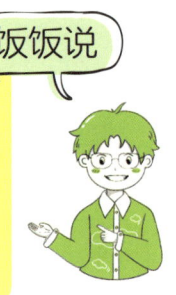

饭饭说

在增加膳食纤维摄入量的同时，要注意多喝水。因为膳食纤维具有吸水性，充足的水分可以帮助膳食纤维在肠道内膨胀，从而更好地发挥其促进肠道蠕动的作用。

瘦身小知识　饭后散步有助于消化，并减少脂肪堆积。

Part 1
我的瘦身秘籍——"4+1"饮食法

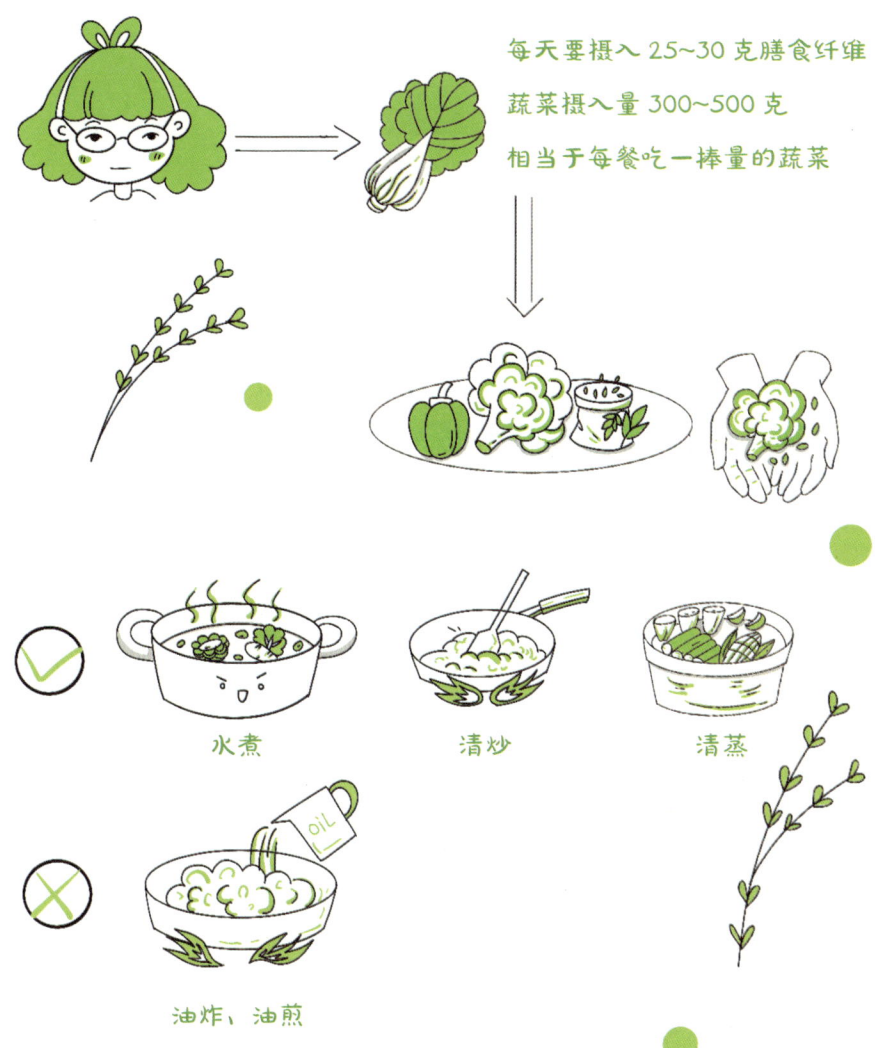

瘦身小知识 多尝试不同种类的蔬菜或水果,让摄入的营养更多元。

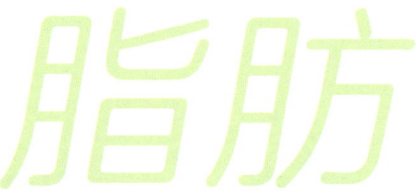

脂肪——身体的高效能量来源

功能1：提供能量

脂肪是高效的能量来源。**在瘦身过程中，适量的脂肪摄入可以帮助我们保持活力，避免因能量不足而产生疲劳和饥饿感。**

功能2：促进吸收

适量的脂肪摄入有助于身体吸收脂溶性维生素（如维生素A、维生素D、维生素E和维生素K），这些维生素对健康和瘦身都至关重要。

功能3：保护器官

人体内有一部分脂肪储存在皮下组织或腹腔中，这些脂肪可以保护我们的器官，维持身体的正常功能。

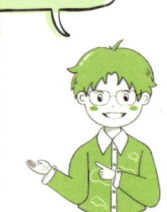

饭饭说：每当提到瘦身，很多人首先想到的是要减少脂肪的摄入。但事实上，脂肪在我们的饮食中扮演着重要的角色，而且并非所有的脂肪都容易导致肥胖。

瘦身小知识　学会阅读食品标签，避免摄入过多的添加剂和防腐剂。

脂肪的作用

1. 提供能量

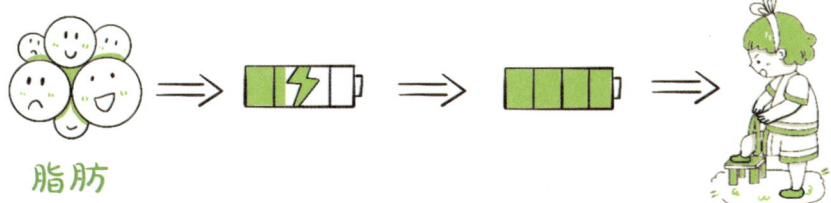

脂肪

2. 促进吸收

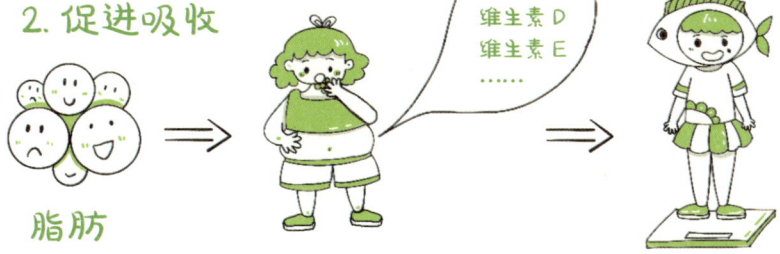

脂肪

3. 保护器官

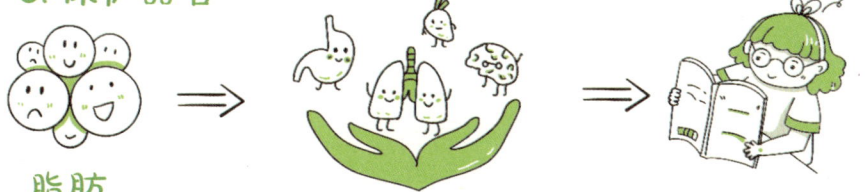

脂肪

瘦身小知识　尝试用橄榄油这类健康油脂替代部分动物油脂。

脂肪也要区别对待

食物中的脂肪含有不饱和脂肪酸和（或）饱和脂肪酸。由于结构不同，它们对人体健康的影响也存在着很大的差别。

不饱和脂肪酸

不饱和脂肪酸主要来源于植物油和鱼类，如橄榄油、花生油、鱼油等。不饱和脂肪酸对人体有益，可以帮助降低胆固醇、控制血脂、预防动脉粥样硬化等。其中，橄榄油中富含单不饱和脂肪酸，适量食用有利于心血管健康；鱼油中富含多不饱和脂肪酸，对大脑和视网膜的健康至关重要。

饱和脂肪酸

饱和脂肪酸主要来源于动物肉、油脂和乳类，以及少数植物油，如椰子油、棕榈油。适量摄入饱和脂肪酸可以为人体提供能量，但过量摄入就会增加血液中胆固醇的含量，增加患心脑血管疾病的风险。

反式脂肪酸

反式脂肪酸是不饱和脂肪酸的一种，主要来源于氢化植物油以及各类油炸食品中。反式脂肪酸对人体有害，过量摄入会增加患心血管疾病、糖尿病、肥胖等疾病的风险，还可能降低免疫力和影响生育能力。

瘦身小知识 避免长时间坐着不动，每隔一段时间起身活动一下。

不同脂肪酸的来源

1. 不饱和脂肪酸 ★★★★★

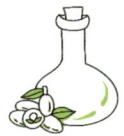 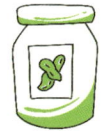 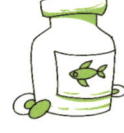

橄榄油　　花生油　　鱼油

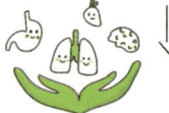 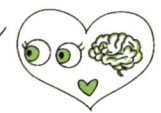 有利于器官健康

2. 饱和脂肪酸 ★★★

 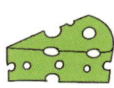 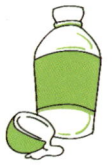

牛肉　　牛奶　　奶酪　　椰子油

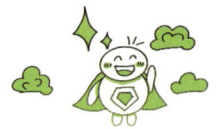 适量食用 提供能量 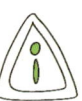 过量食用 增加患病风险

3. 反式脂肪酸 ☆

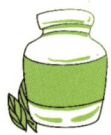 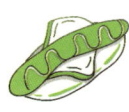

氢化植物油及各类油炸食品

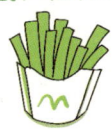 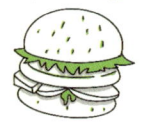 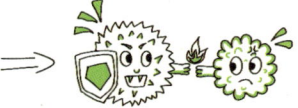 降低免疫力，导致肥胖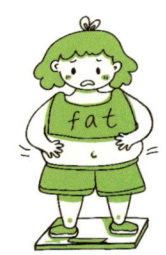

瘦身小知识 保持乐观心态，减轻心理压力，有助于控制体重。

摄入脂肪的"小心思"

脂肪摄入量

根据中国营养学会推荐,成年人每日摄入脂肪占每日需要总能量的 20%~30%。对于有瘦身需求的人来说,可以是每天摄入 20~25 克油脂,包括 15~20 克食用油和一小把坚果;200 克瘦肉;1 个鸡蛋和 250 毫升牛奶。

脂肪的摄入原则

不同类型的脂肪要搭配食用,多摄入优质脂肪,如橄榄油、鱼油、坚果。

优质脂肪的部分来源

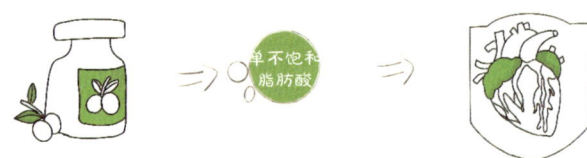

橄榄油富含单不饱和脂肪酸,有助于降低患心血管疾病的风险

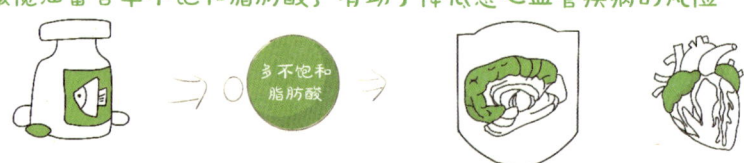

鱼油富含多不饱和脂肪酸,对心脑血管健康有益

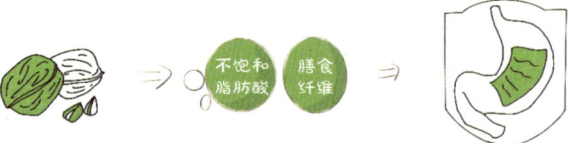

坚果富含不饱和脂肪酸和膳食纤维,对健康有益,有助于增加饱腹感

瘦身小知识 避免过度节食或暴饮暴食,保持有规律的、健康的饮食习惯。

树上坚果和地下坚果

在身材管理期,瘦身人士常用的脂肪来源优选坚果。坚果可以是树上的坚果,也可以是地下的坚果。

树上坚果

树上坚果生长在树上,例如杏仁、核桃、榛子、腰果等。树上坚果通常含有较多的脂肪和蛋白质,可以提供人体所需的能量和营养,常被作为健康零食食用。

地下坚果

地下坚果生长在地下,例如花生。花生除了含有较多的脂肪和蛋白质,还含有一部分淀粉,适合作为烹饪食材使用。

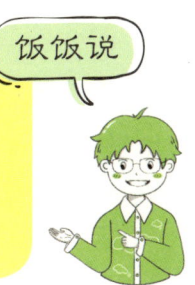

饭饭说:坚果虽然富含营养,但其提供的能量相对较高,不能贪吃。坚果要尽量避免选择加盐、加糖或油炸的,以减少额外的糖分、盐分摄入。

瘦身小知识 可以在办公室或家里放置一个体重秤,定期监测体重变化。

"4+1"饮食法中的"1"

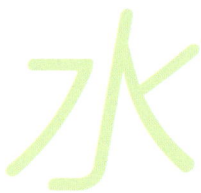

水——新陈代谢的参与者

当我们在谈论体重管理和健康饮食时,有一种至关重要的营养素经常被忽视,那就是水。

功能1:促进新陈代谢

水是新陈代谢的重要参与者,能够帮助身体消耗更多的能量。**脂肪的代谢需要水的参与**,没有足够的水,身体就会像淤积的河流,废物也无法顺利排出,新陈代谢会变得缓慢。

功能2:排毒养颜,防止便秘

水有助于排出体内的废物和毒素,保持肌肤的水润和光泽。充足的水分摄入还可以促进肠道蠕动,预防便秘。

瘦身小知识 尝试进行间歇性有氧运动,提高燃脂效率。

Part 1
我的瘦身秘籍——"4+1"饮食法

> 餐前喝一杯水可以使人产生饱腹感,从而减少进食量,有助于控制体重。

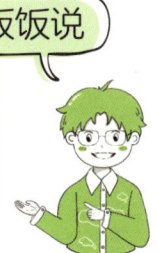

饭饭说

你会喝水吗?

因人定量:每个人需要的饮水量因其体重、活动量、生活环境、气候等因素而异。**就瘦身期间来讲,建议每天饮入 2 升左右的水。**

均匀分配:**不要等到口渴了才喝水,而应该在一整天中均匀分配水的摄入量。** 晨起空腹喝一杯温水有助于排毒,餐前喝一杯水可以减少食欲,运动中也要及时补充水分,睡前适量饮水可以补充身体在白天流失的水分,促进血液循环,缓解便秘。

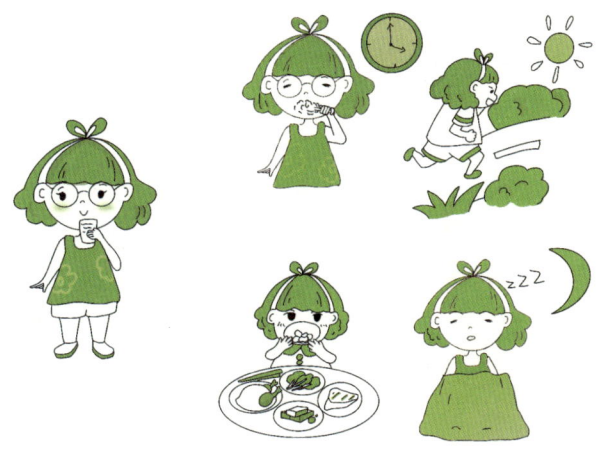

瘦身小知识 坚持每天至少走 5000 步,增加活动量。

"早C晚K"补水大法

"早C"——可可饮品

"早C"中的"C"是指cocoa，即可可。可可粉是由可可豆研磨而成的粉状物，是身材管理界的"超级食物"。提到瘦身食物，大部分人更容易想到咖啡，却并不了解可可粉的瘦身功效。**早上摄入可可粉，其实比喝咖啡更有助于瘦身。**

优点1：可可粉富含可可碱，能够加速脂肪的燃烧，提高代谢效率。早上饮一杯可可粉饮品，能帮助我们有效地减少脂肪的堆积，特别适合有大肚子、大粗腿的人。

优点2：可可粉富含黄烷醇和原花青素。黄烷醇这种抗氧化物质是自由基的天敌，能够清除身体内的自由基，延缓肌肤老化，让肌肤保持紧致有弹性，同时还能促进血管扩张，起到保护血管的作用。换言之，早上饮用可可粉饮品抗衰又养颜。谁不想一整天都美美的呢？

优点3：可可粉中还含有铁、镁等矿物质，对身材管理有重要作用，特别是对于女性群体来说，它们能够为身体提供活力，维持正常的能量代谢和保护免疫功能，让女性朋友一整天都能保持情绪稳定和精力充沛。

瘦身小知识 尽量选择新鲜食材，减少加工食品的摄入。

Part 1
我的瘦身秘籍——"4+1"饮食法

> 饭饭说
>
> 对于大部分人来说,可可粉饮品全天都能饮用,但我建议早上喝,这样效果更好。

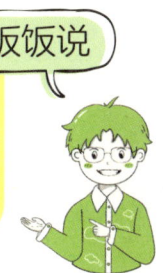

给大家推荐可可粉的饮用方法:

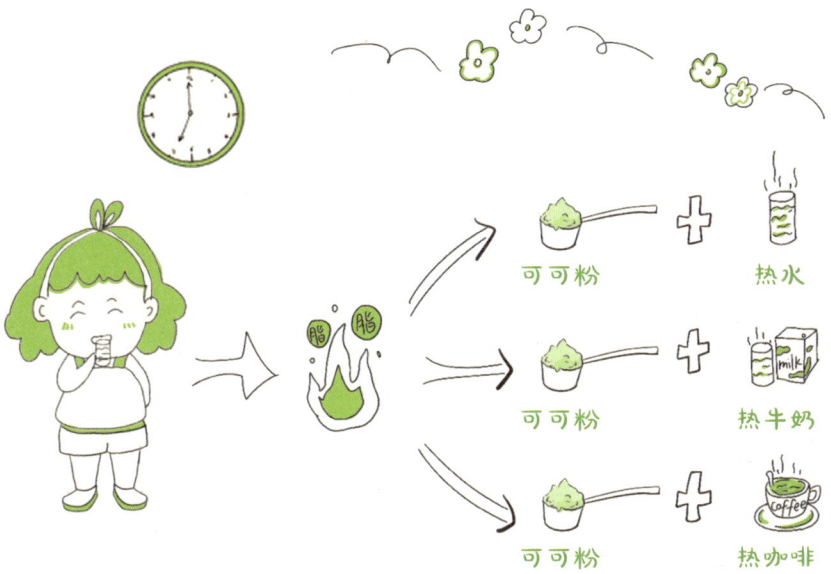

瘦身小知识 避免食用过多的油炸食物,减少油脂摄入。

"晚K"——羽衣甘蓝等膳食纤维类饮品

"晚K"中的"K"是指kale，即以羽衣甘蓝饮品为代表的膳食纤维类饮品，包括羽衣甘蓝饮品、小绿粉饮品、青汁等。羽衣甘蓝是一种营养丰富的绿叶蔬菜，是蔬菜界的"超级巨星"。用它做的饮品富含膳食纤维和其他营养成分，有助于控制体重、改善身体状态。

优点1：羽衣甘蓝含丰富的膳食纤维，能够促进胃肠蠕动，改善消化功能，避免脂肪在人体内堆积。

优点2：羽衣甘蓝含多种维生素、矿物质，能够为我们的身体提供更为全面的营养支持，增强免疫力，预防疾病的发生。

优点3：羽衣甘蓝中的维生素C和β-胡萝卜素有抗氧化和抗炎的作用，能够帮助身体抵抗自由基的损害，预防衰老。

但羽衣甘蓝并不是很容易买到，因此**我们可以选择由羽衣甘蓝研磨而成的粉末状食品，食用更加方便，但千万记得要选择纯净且无添加的产品。**

羽衣甘蓝饮品的能量较低，晚餐来一杯羽衣甘蓝饮品，对我们的身体有益。

瘦身小知识 学习控制餐量，避免一次性摄入过多食物。

Part 1
我的瘦身秘籍——"4+1"饮食法

膳食纤维类饮品的摄入时间并无具体限制,早中晚三餐都可以摄入,我之所以建议在晚上喝,是因为大部分人聚餐、吃大鱼大肉都是在晚上,且晚上是我们身体排毒和修复的重要时间,这时补充膳食纤维有助于肠道消化,帮助身体排出毒素和废物。

饭饭说

下面,给大家推荐羽衣甘蓝等膳食纤维粉的食用方法:

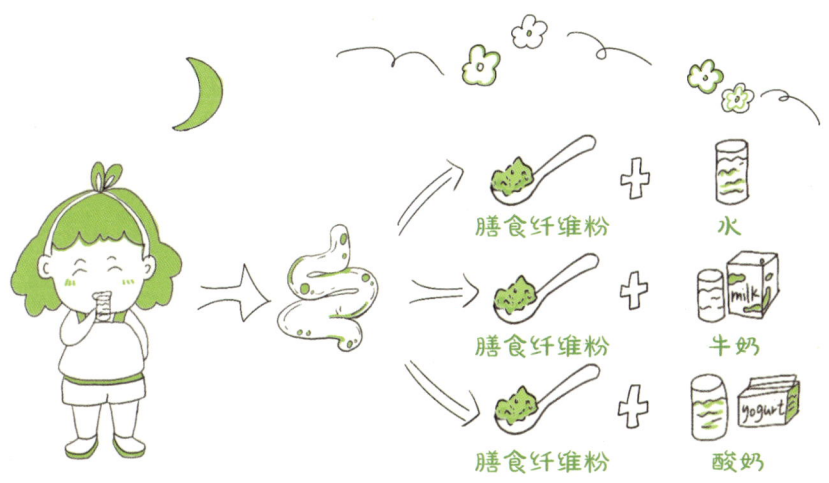

瘦身小知识 多吃豆类、全谷物等富含膳食纤维的食物,有利于肠道健康。

喝茶益处多

逢年过节,大餐不断。一不小心吃多了也没关系,**饭后喝一杯茶能够帮助我们去油、去盐。**为什么广东人普遍偏瘦?爱喝茶可能是重要的原因之一。

优点 1:茶叶中的咖啡因等多种成分能促进胃液分泌,帮助消化。定期饮茶有助于降低身体质量指数(BMI),预防糖尿病和心脑血管疾病。

优点 2:茶叶中的儿茶素是一种抗氧化剂,它可以提高身体燃烧脂肪的能力,改善肌肉耐力,有助于对抗疲劳。因此常喝茶——尤其是绿茶——对保持身材和提高运动能力都有一定的帮助。

优点 3:适量喝茶还有助于提高骨密度。茶叶中含有多种有助于减少钙流失的营养物质,包括氟元素、植物雌激素类物质和钾元素等。

> **饭饭说**
>
> 大部分茶含有咖啡因,晚上应当避免过量饮用,以免影响睡眠。给大家推荐一些不含咖啡因的"茶",如花草茶、大麦茶、产自南非的路易波士茶(线叶金雀花)等,它们也都是健康饮品,全天都能喝,不会影响睡眠。

瘦身小知识 坚持每天排便,保持肠道通畅。

喝茶的益处

1. 咖啡因等多种成分能帮助消化,分解脂肪,降低BMI

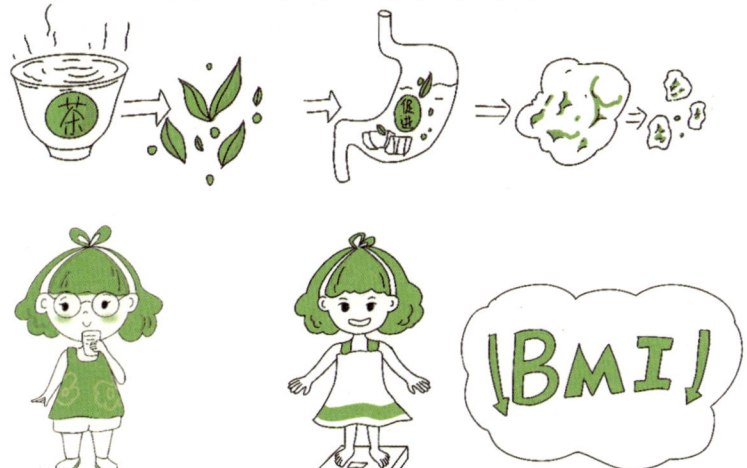

2. 儿茶素能燃烧脂肪,提高运动能力

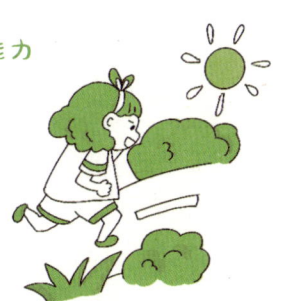

3. 氟元素等能预防和减少钙流失,增强骨密度

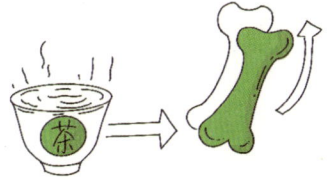

瘦身小知识 避免在饥饿状态下进行剧烈运动,以免对身体造成损伤。

关于咖啡的瘦身"八卦"

大量研究表明，喝咖啡可以使神经系统兴奋，让人感觉清醒和精力充沛。同时，喝咖啡能够减少食欲，使人更容易控制食量，从而达到瘦身的效果。

优点 1：咖啡中的咖啡因可以提高新陈代谢能力，还能够促进脂肪的氧化和代谢，从而减少身体对脂肪的吸收和存储，有助于降低体脂率。

优点 2：咖啡还含有丰富的抗氧化物质，如绿原酸等多酚类化合物，这些物质有助于预防肥胖带来的健康风险。

被错爱的咖啡

"每天饮用 1~2 杯黑咖啡，最好在上午饮用，晚上饮用咖啡易导致失眠。"很多"粉丝"姐妹听了我前面的建议之后开始喝咖啡，但过了一段时间她们便跟我哭诉没有效果，结果我一问才知，她们喝的都是生椰拿铁、雪顶咖啡……要知道这些咖啡里加了大量的糖、椰浆，有些咖啡甚至加了大量奶精。喝这样的咖啡不仅不利于瘦身，反而容易发胖。**千万记住，想要瘦身要选择没有任何添加物的黑咖啡！**

瘦身小知识 在饮食中增加富含蛋白质的食物，如瘦肉、鱼、蛋等。

瘦身咖啡段位排名

段位	咖啡品种	特点
★★★★★ 【王者】 ✓	美式咖啡　速溶黑咖啡　无糖黑咖啡	配料中仅含有咖啡粉，超低能量
★★★★ 【黄金】 ✓	浓缩咖啡液　黑咖啡液　无糖浓缩咖啡	添加少量调味剂，一般无糖，超低能量
★★★ 【白银】 ✗	原味拿铁　原味卡布奇诺	添加风味成分（牛奶居多），不添加糖，较低能量
★★ 【青铜】 ✗	1+2速溶咖啡粉　摩卡　焦糖玛奇朵　维也纳咖啡　3合1咖啡	添加了奶油或奶精等，较高能量

瘦身小知识 避免食用过多的盐和高钠食品，以减少水肿的发生。

"4+1"饮食法三餐食谱大公开

早餐食谱举例

套餐1：

亚麻籽可可香蕉燕麦碗 + 热牛奶

做法：

1. 碗中放入燕麦片（15克），亚麻籽粉（10克），可可粉（5克）。

2. 香蕉（半根）切片后放入碗中。

3. 倒入热牛奶（约200毫升，放入微波炉中加热2分钟）。

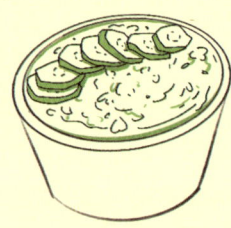

套餐2：

水煮玉米 + 水煮蛋 + 热豆浆

做法：

1. 玉米（半根）放入水中煮熟（约10分钟）。

2. 鸡蛋（1个）放入水中煮熟。

3. 豆浆（1杯）放入微波炉中加热1分钟。

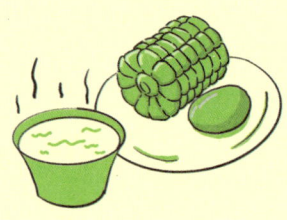

瘦身小知识：尝试进行高强度间歇训练，提高心肺功能和燃脂效果。

套餐3：

花生酱全麦吐司 + 水煮蛋 + 热可可

做法：

1. 全麦吐司（2片）放入烤箱中（用空气炸锅也可，180℃）烤2分钟，烤至酥脆。

2. 无糖花生酱（1勺）均匀地抹在烤好的全麦吐司表面。

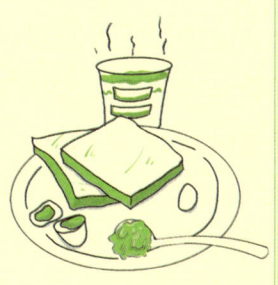

3. 鸡蛋（1个）放入水中煮熟。

4. 可可粉（10克）冲入200毫升热水，搅拌至充分化开。

套餐4：

全麦贝果牛肉汉堡 + 黑咖啡

做法：

1. 全麦贝果（1个）放入烤箱中（用空气炸锅也可，180℃）烤2分钟。

2. 不粘锅中倒入少许油，放入牛肉饼煎至表皮酥脆（约2分钟）。

3. 贝果横向切开，夹入牛肉饼、芝士（1片）、几片番茄或青菜。

4. 用热水冲泡一杯黑咖啡（约200毫升）。

瘦身小知识 保持饮食的多样性，避免单一饮食，提高营养素的吸收率。

午餐食谱举例

套餐1: 米饭 + 手撕包菜 + 炒猪肉丝	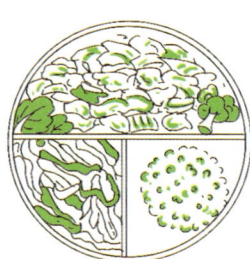	做法： 1. 米饭1份（约120克）。 2. 卷心菜（约200克）撕成大片，用少油、少盐的方式炒熟。 3. 猪肉（约120克）切丝，用少油、少盐的方式炒熟。
套餐2: 米饭 + 凉拌菠菜 + 酱牛肉	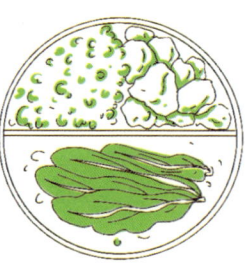	做法： 1. 米饭1份（约120克）。 2. 菠菜（约200克）先用水焯熟，后加少许盐拌匀。 3. 酱牛肉（约120克）切块。
套餐3: 米饭 + 蒜蓉空心菜 + 烩羊肉	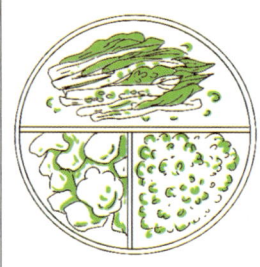	做法： 1. 米饭1份（约120克）。 2. 空心菜（约200克）加入蒜蓉炒熟，用少许盐调味。 3. 羊肉（约120克）切薄片，用少量油烩熟，加少许生抽调味。

瘦身小知识 尝试进行瑜伽或普拉提等柔韧性训练，塑造身体线条。

晚餐食谱举例

套餐1: 杂粮饭 + 咖喱菜花 + 白灼虾	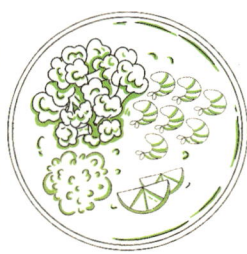	做法: 1. 杂粮饭1份（约80克）。 2. 菜花（约200克）加咖喱酱炒熟。 3. 虾（约120克）白灼。
套餐2: 糙米饭 + 水煮西蓝花 + 煮鸡蛋 + 煎豆腐	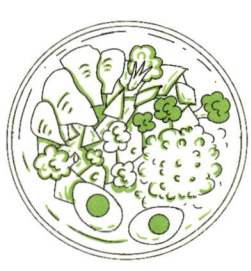	做法: 1. 糙米饭1份（约80克）。 2. 西蓝花（约200克）用水煮熟。 3. 鸡蛋1个（约60克）用水煮熟。 4. 豆腐（约120克）用少油、少盐的方式煎熟。
套餐3: 杂粮饭 + 白灼青菜 + 炖鸡腿	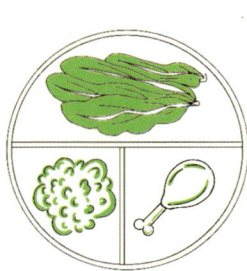	做法: 1. 杂粮饭1份（约80克）。 2. 青菜（约200克）先用水灼熟，后用少许油和盐调味。 3. 鸡腿（约120克）用少盐的方式清炖。

瘦身小知识 多吃富含 ω-3 脂肪酸的食物：鱼类、坚果、牛油果等。

加餐食谱举例

燕麦酸奶水果碗	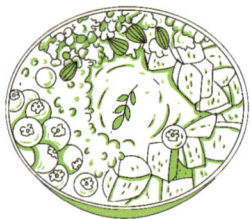	做法： 1. 无糖酸奶1盒（100~120克）倒入碗中。 2. 酸奶表面撒上烘焙燕麦（15克）。 3. 撒上巴西莓粉（3~5克）。 4. 加入适量水果粒和坚果，如蓝莓、火龙果和巴旦木。

饭饭说

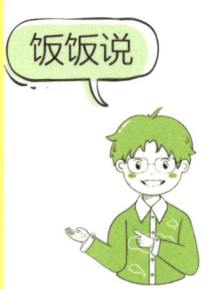

瘦身期间多吃高钾蔬菜，如西蓝花、空心菜、菠菜、芹菜、蘑菇等。推荐菜品有蒜蓉西蓝花、清炒芹菜、凉拌菠菜、蒜蓉空心菜等。

肉类可以选择猪瘦肉、牛肉、羊肉、鸡肉等，建议选择清炒、白灼、清炖、水煮等少油、少盐的烹饪方法。

瘦身小知识 避免食用氢化植物油，以减少反式脂肪酸的摄入。

一日饮水时间表

1. 早晨:温水1杯(约200毫升,空腹饮用)

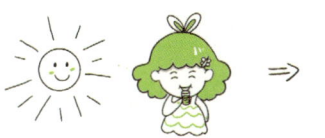

2. 早餐时间:热可可或黑咖啡1杯(约200毫升)

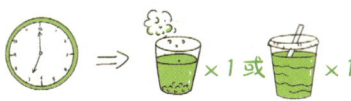

3. 午餐时间:羽衣甘蓝饮品1杯(约200毫升)

 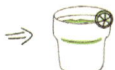

4. 下午:路易波士茶3杯(约600毫升)

 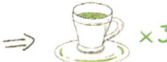

5. 晚餐时间:羽衣甘蓝饮品1杯(约200毫升)

 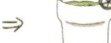

6. 晚上:路易波士茶3杯(约600毫升)

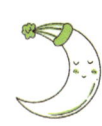 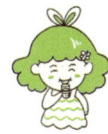 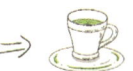

全天饮水约2000毫升

瘦身小知识 运动时要摄入足够的水分,避免脱水。

放纵餐

放纵餐——犒劳一下自己

放纵餐是指在身材管理期间，连续一段时间摄入低能量饮食后，为了满足身体和心理的需求，特意安排的一顿高能量饮食。

好处 1：满足身体营养需求。长时间控制饮食可能会导致某些营养成分摄入不足，放纵餐有助于补充这些缺失的营养。

好处 2：缓解压力。瘦身过程中可能会产生压力过大或情绪低落的情况，放纵餐可以起到调节情绪的作用。

好处 3：稳定代谢。摄入高能量食物，可以让身体认为能量供应充足，从而稳定基础代谢。

好处 4：释放食欲。**长时间的饮食控制可能使食欲变得更为强烈，放纵餐可以满足这种食欲，从而防止暴饮暴食的发生。**

放纵餐建议一周一次，具体的时间间隔应该根据个人的瘦身进度、身体状况以及饮食控制的效果来确定。在瘦身遇到平台期时，也可以选择利用一次放纵餐来刺激代谢。放纵餐一般选择高蛋白或者高碳水的食物，不推荐高脂肪的食物。

> **瘦身小知识** 吃富含钾的食物，如香蕉、菠菜等，有助于维持身体电解质平衡。

放纵餐食谱举例

食谱1: 梦龙巧克力蛋糕 + 路易波士茶

食谱2: 乳酪蛋糕 + 柠檬红茶

大餐补救食谱

餐前:生可可粉1杯(约200毫升)

餐中:羽衣红橙粉饮品1杯(约200毫升)

餐后:路易波士茶3杯(约600毫升)

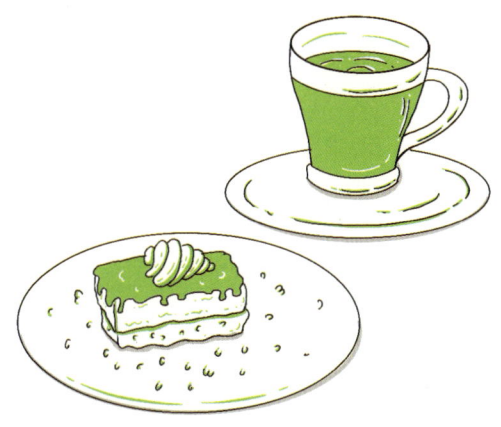

瘦身小知识:尝试进行有氧运动与力量训练的结合,以提高整体健身效果。

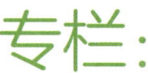

专栏：

蔬菜、水果的聪明选择

瘦身期间如何选蔬菜？

高钾蔬菜是首选

钾是人体必需的矿物质之一，钾对维持心脏、肌肉和神经的正常功能非常重要。为什么我推荐大家要多吃含钾高的蔬菜？主要有以下几个原因。

消除水肿：钾元素可以帮助我们将体内多余的水分和钠元素排出，有助于消除水肿，使身体线条更加紧致。

防止肌肉中的蛋白质流失：在瘦身过程中，身体往往会分解一部分肌肉中的蛋白质以获取能量，而钾元素可以帮助维持肌肉的正常功能，防止蛋白质流失，从而保持身体的肌肉含量。

维持身体的代谢功能：蔬菜中富含多种维生素和矿物质，如 B 族维生素、维生素 K、钙、镁等。这些营养物质与钾元素一起发挥作用，对于身体的正常代谢来说非常重要，有助于保持瘦身期间身体的健康。

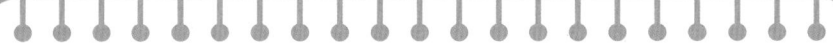

常见的高钾蔬菜

菠菜	绿叶菜中的佼佼者，富含钾元素和其他矿物质。
土豆	常被视为高淀粉食物，是钾元素的优质来源。
蘑菇	不仅味道鲜美，还是钾元素的宝库。
甜菜根	这种根茎类蔬菜不仅颜色鲜艳，还富含钾元素。
番茄	是钾的良好来源。

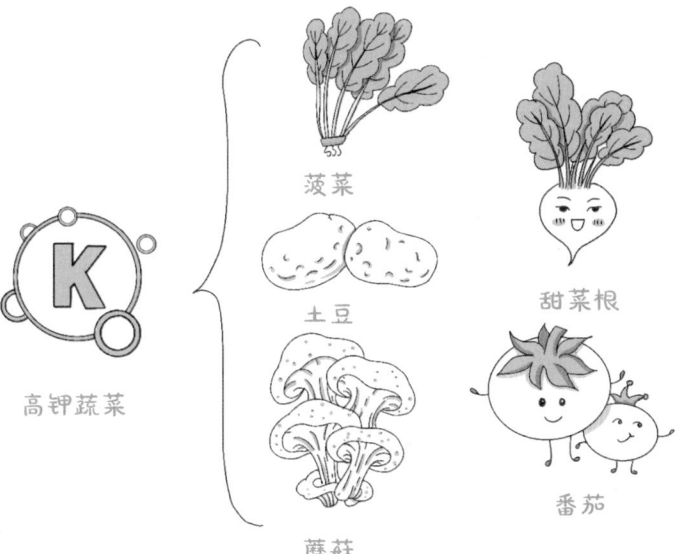

瘦身期间如何吃水果？

水果对瘦身的作用

提供营养：水果富含维生素、矿物质和膳食纤维等营养成分，有助于满足身体的基本营养需求。

增加饱腹感：水果中的膳食纤维和水分可以增加饱腹感，有助于控制食欲。

促进消化：水果中的膳食纤维有助于促进肠道健康，改善消化功能。

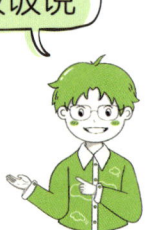

饭饭说

含糖量低的水果能量也相对较低，适宜瘦身期间适量食用。

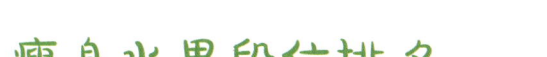
Part 1
我的瘦身秘籍——"4+1"饮食法

瘦身水果段位排名

段位	水果品种	特点
★★★★★ 【王者】 ✓	圣女果	含糖量低，微甜
★★★★ 【黄金】 ✓	草莓、杧果、阳桃、杨梅、葡萄柚、葡萄、菠萝	含糖量较低，比较甜
★★★ 【白银】 ✗	橙子、猕猴桃、苹果、蓝莓、石榴、砂糖橘、小金橘、火龙果、甘蔗	含糖量中等，一般甜
★★ 【青铜】 ✗	香蕉、百香果、山楂	含糖量高，不一定甜

水果的食用方法和食用建议

选择新鲜水果：优先选择新鲜、应季的水果，避免选择加工过的果汁、罐头等。

搭配其他食物：搭配其他低能量食物一起食用，有助于增加饱腹感。

多样化选择：尽量选择不同种类的水果，以获得更全面的营养。

适量摄入：虽然水果对健康有益，但也要根据个人需求和活动量，适量摄入水果，以免摄入过多糖分。

每天应该吃多少水果，什么时候吃？

建议每天摄入 2~3 份水果（每份约 100 克），可以根据个人需求和活动量适当调整。至于吃水果的时间，没有严格的规定，建议在早餐、午餐和晚餐之间作为零食食用，也可以在餐后食用。但需要注意的是，晚上吃水果时尽量选择低糖水果，以免摄入的糖分在夜间转变成脂肪堆积下来。

水果摄入不足有哪些危害？

营养元素缺乏：水果富含果酸、矿物质和维生素等营养物质，摄入不足可能会导致这些营养物质的缺乏，影响身体健康。

诱发便秘：水果中所含的膳食纤维有助于肠道蠕动，摄入不足可能导致粪便堆积在肠道内，诱发便秘。

增加口腔溃疡发病概率：水果中富含多种维生素，维生素具有保护黏膜的作用，维生素缺乏会增加口腔溃疡的发病几率。

影响生理功能：水果中所含的营养物质对维持人体正常生理功能至关重要，摄入不足会导致食欲下降、疲乏无力、失眠多梦等症状。

降低免疫力：维生素 C 等营养物质的缺乏会影响免疫系统，导致免疫力低下，增加感染风险。

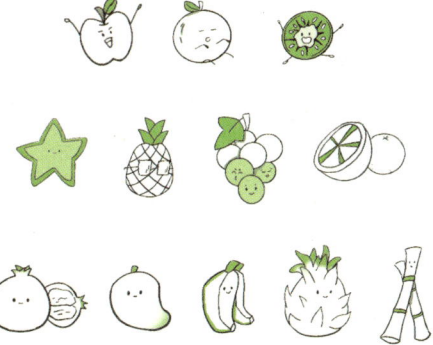

含糖量较低的水果

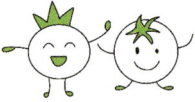 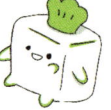

圣女果（含糖量约 5.8 克 /100 克） 　　　　1.3 块方糖

柠檬（含糖量约 6.2 克 /100 克） 　　　　1.4 块方糖

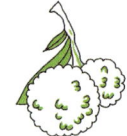

杨梅（含糖量约 6.7 克 /100 克） 　　　　1.5 块方糖

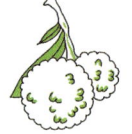 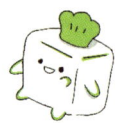

西瓜（含糖量约 6.8 克 /100 克） 　　　　1.5 块方糖

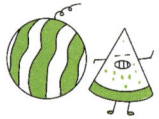 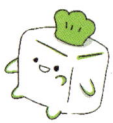

草莓（含糖量约 7.1 克 /100 克） 　　　　1.6 块方糖

 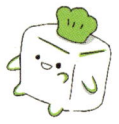

木瓜（含糖量约 7.2 克 /100 克） 　　　　1.6 块方糖

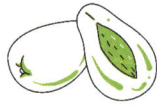 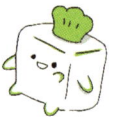

（1块方糖约为 4.5 克）

每 100 克水果含糖量示意图

含糖量中等的水果

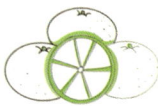 ≈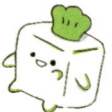

沃柑（含糖量约 10.2 克 /100 克） 2.3 块方糖

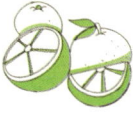 ≈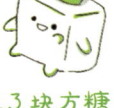

橙子（含糖量约 11.1 克 /100 克） 2.5 块方糖

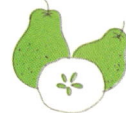 ≈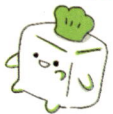

梨（含糖量约 13.1 克 /100 克） 2.9 块方糖

 ≈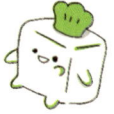

火龙果（含糖量约 13.3 克 /100 克） 3 块方糖

 ≈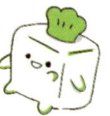

苹果（含糖量约 13.7 克 /100 克） 3 块方糖

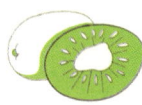 ≈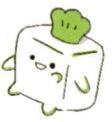

猕猴桃（含糖量约 14.5 克 /100 克） 3.2 块方糖

（1 块方糖约为 4.5 克）

每 100 克水果含糖量示意图

含糖量高的水果

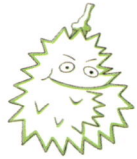 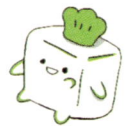

榴莲（含糖量约28.3克/100克）　　　　6.3块方糖

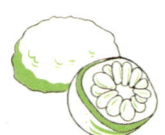  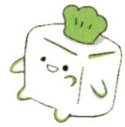

波罗蜜（含糖量约25.7克/100克）　　　5.7块方糖

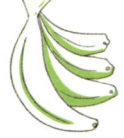 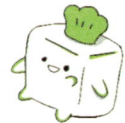

香蕉（含糖量约22克/100克）　　　　　4.9块方糖

 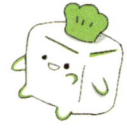

山竹（含糖量约18克/100克）　　　　　4块方糖

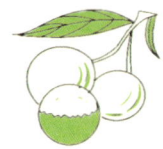  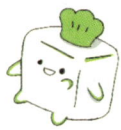

龙眼（含糖量约16.6克/100克）　　　　3.7块方糖

（1块方糖约为4.5克）

每100克水果含糖量示意图

Part 2

一起来做瘦身行动派！

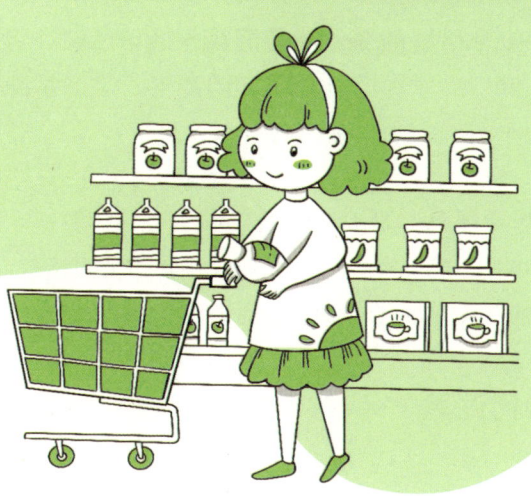

先来了解基础代谢

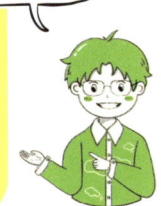

饭饭说

想要管理体重,首先要了解我们身体的基础代谢,然后才能制订适合自身的瘦身方案,更好地平衡营养物质的摄入与消耗。

什么是基础代谢?

基础代谢(Basal Metabolism,简称BM)是指人体在清醒、安静的状态下,维持生命所需的最低能量消耗。换句话说,它是你即使每天什么都不做,身体也会自动消耗的能量。了解基础代谢有助于我们更科学地制订瘦身计划。

也就是说,如果想要瘦身,摄入的能量应低于基础代谢率,身体就会开始消耗储存的脂肪来提供能量。反之,如果想增重,则需要摄入比基础代谢率更多的能量,以促进肌肉生长或脂肪堆积。

如何计算基础代谢率?

基础代谢率(BMR)是一个相对值,它是指单位时间内人体完成基础代谢所消耗的能量。计算基础代谢率的方法有很多,比

瘦身小知识 坚持记录自己的饮食和运动情况,有助于调整和改善生活习惯。

较常用的是 Mifflin-St Jeor 公式（米福林计算公式）。这个公式考虑了年龄、性别、体重和身高等因素，计算方法较为简单。以下是基础代谢率的具体计算方法：

男性基础代谢率

BMR = 10× 体重（千克）+ 6.25× 身高（厘米）- 5× 年龄（岁）+ 5

女性基础代谢率

BMR = 10× 体重（千克）+ 6.25× 身高（厘米）- 5× 年龄（岁）- 161

示例 假设一位 35 岁的女性，体重 60 千克，身高 165 厘米，她每天的基础代谢所消耗的能量可以这样计算：

10×60 + 6.25×165 - 5×35 - 161
= 600 + 1031.25 - 175 - 161
= 1295.25 ≈ 1300 千卡 / 天

注：为了简化计算，本书对公式中的部分数值进行了取整处理，计算出来的基础代谢率为近似值。

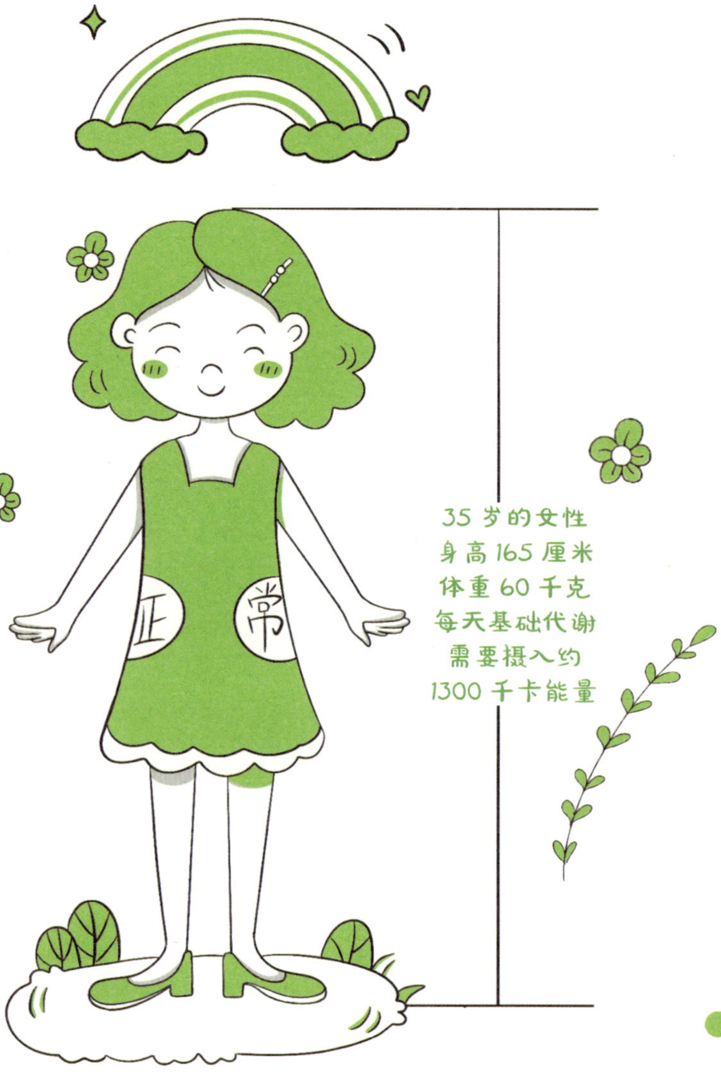

正
常
35 岁的女性
身高 165 厘米
体重 60 千克
每天基础代谢
需要摄入约
1300 千卡能量

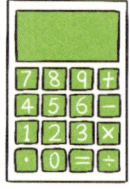

$$\begin{aligned}BMR &= 10 \times 60 + 6.25 \times 165 - 5 \times 35 - 161 \\ &= 600 + 1031.25 - 175 - 161 \\ &= 1295.25 \approx 1300 \text{ 千卡 / 天}\end{aligned}$$

瘦身小知识 吃富含锌的食物，如坚果、海鲜等，有助于提高身体免疫力。

如何根据基础代谢率制订减重计划？

要点1：设定合理的能量缺口。 了解基础代谢后，你可以根据自己的瘦身目标设定一个合理的能量缺口。例如，每周计划减重0.5千克（基于减掉的全部是脂肪的理解情况），则对应的能量约为3850千卡，那么，每天的能量缺口约为550千卡，即每天应摄入比你的基础代谢率少550千卡的能量。

要点2：均衡饮食。 在制订饮食计划时，要确保摄入足够的蛋白质、碳水化合物和脂肪，以满足基本营养需求和保持身体健康。同时，多吃富含膳食纤维的食物，补充足够的水分，有助于增加饱腹感。

要点3：适量运动。 运动可以增加日常能量消耗，有助于更快地达到减重目标。选择适合自己的运动方式，如坚持每周进行3~5次散步、慢跑、瑜伽等活动，并且每次运动坚持30分钟以上。

要点4：关注身体的反应。 在减重过程中，要密切关注身体的反应和变化。如果出现饥饿、乏力、头晕等不适症状，可能是能量摄入过低或营养不均衡导致的，此时应及时调整饮食计划，确保身体健康。

总之，掌握基础代谢率的计算方法并合理利用它制订个性化的瘦身计划，是实现健康、有效瘦身的关键一步。

> **瘦身小知识** 避免在睡前2~3小时内进食，以免影响睡眠质量。

你属于哪种**体重基数**？

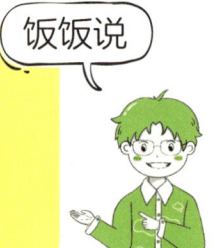

饭饭说

想要进行体重管理，还需要了解自己的体重基数。这样，才能更有针对性地制订饮食方案和运动计划。

什么是体重基数？

体重基数，简单来说就是指你当前的体重状况，可以用身高和体重之间的比例关系来衡量。 根据得到的数值，我们可以大致判断你属于偏胖、正常还是偏瘦的类型，从而为你提供更适宜的瘦身建议。

如何计算自己的体重基数？

目前，最常用的衡量体重基数的方法是计算体质指数（Body Mass Index，简称 BMI）。

瘦身小知识 坚持每周进行至少一次有氧运动，如长跑、游泳等。

BMI通过体重（千克）和身高（米）来计算，具体公式和判断方法如下：

> BMI = 体重（千克）÷ 身高（米）^{2}
>
> 根据BMI的值，我们可以大致判断你的体重状况。
>
> BMI < 18.5：偏瘦
>
> 18.5 ≤ BMI < 24：正常
>
> 24 ≤ BMI < 28：超重
>
> BMI ≥ 28：肥胖
>
> 如果你属于偏瘦或正常，就是小体重基数。如果你属于超重或肥胖，就是大体重基数。

需要注意的是，BMI只是一个大致的参考标准，它并不能完全反映你的身体状况。例如，对于肌肉含量较高的人来说，计算出的BMI可能会偏高，但并不意味着你真的肥胖。因此，在判断体重基数时，还需要综合考虑其他因素，如体脂率、腰围等指标。

瘦身小知识 吃富含镁的食物，如深绿色蔬菜、全谷物等，有助于缓解疲劳。

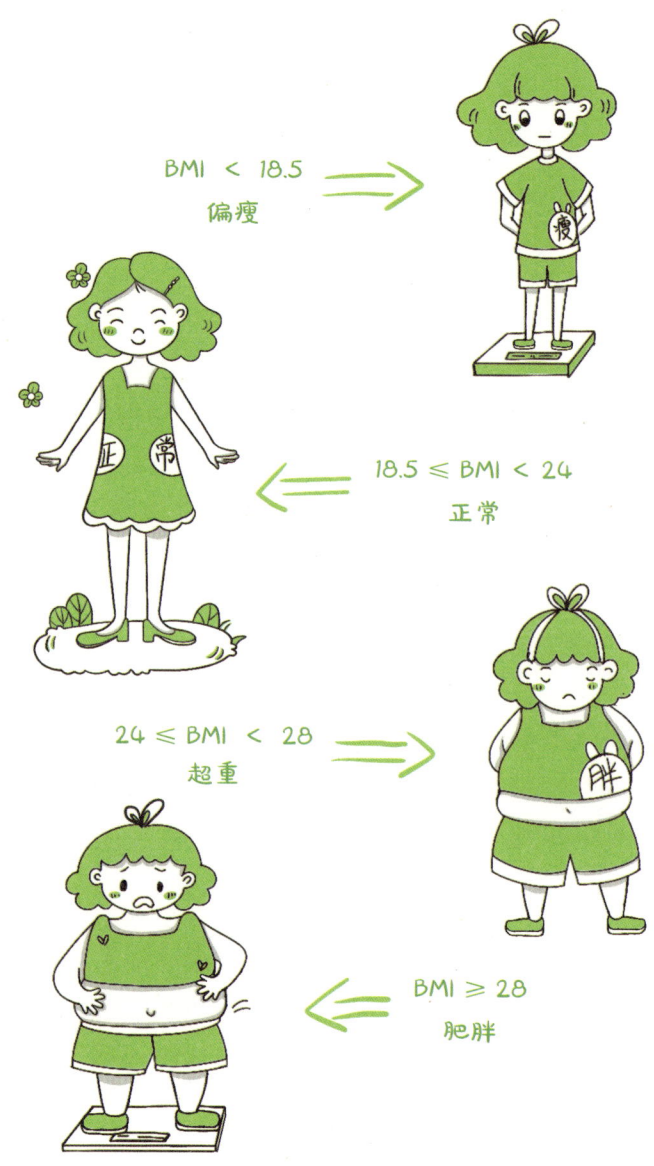

瘦身小知识　尝试进行舞蹈、搏击等运动,增加运动的乐趣。

用简化公式判断体重基数

还可以用简化的经验公式来计算标准体重,以此判断你是属于大体重基数还是小体重基数。具体计算方式如下:

男性:身高(厘米)- 105 = 标准体重(千克)

女性:身高(厘米)- 110 = 标准体重(千克)

如果你是女生,可以用这张表
快速找到自己身高对应的标准体重

150(厘米)—— 40(千克)   162(厘米)—— 52(千克)
152(厘米)—— 42(千克)   164(厘米)—— 54(千克)
154(厘米)—— 44(千克)   166(厘米)—— 56(千克)
156(厘米)—— 46(千克)   168(厘米)—— 58(千克)
158(厘米)—— 48(千克)   170(厘米)—— 60(千克)
160(厘米)—— 50(千克)   172(厘米)—— 62(千克)

你的实际体重 - 标准体重 = 超重数
超重数 ≥ 10(千克),就是大体重基数
超重数 < 10(千克),就是小体重基数

瘦身小知识 避免长时间站立或久坐,以免对身体造成不良影响。

如何根据体重基数调整瘦身计划?

对于大体重基数(超重或肥胖)的朋友来说,要关注以下几点:

要点1:首要任务是减少能量的摄入,选择低能量、高营养的食物,如瘦肉、蔬菜、水果等。

要点2:大体重基数的人不宜一开始就进行高强度运动,可以从轻度的有氧运动开始,如散步、慢跑等,然后再逐渐提高运动强度并延长运动时间。

要点3:注重心理健康,保持积极乐观的态度,避免制订过于严苛的瘦身计划,从而给自己带来过大的压力。

对于小体重基数(正常或偏瘦)的朋友来说,要关注以下几点:

要点1:保持均衡的饮食,注重食物的多样性和营养搭配,避免营养不良或过度节食。

要点2:可以增加运动量,以塑形和提升身体素质为主,如瑜伽、普拉提等。

要点3:关注身体变化,及时调整饮食和运动计划,保持适宜的体重和比较完美体态。

瘦身小知识 运动后进行拉伸练习,有助于缓解肌肉紧张,提高身体柔韧性。

Part 2
一起来做瘦身行动派！

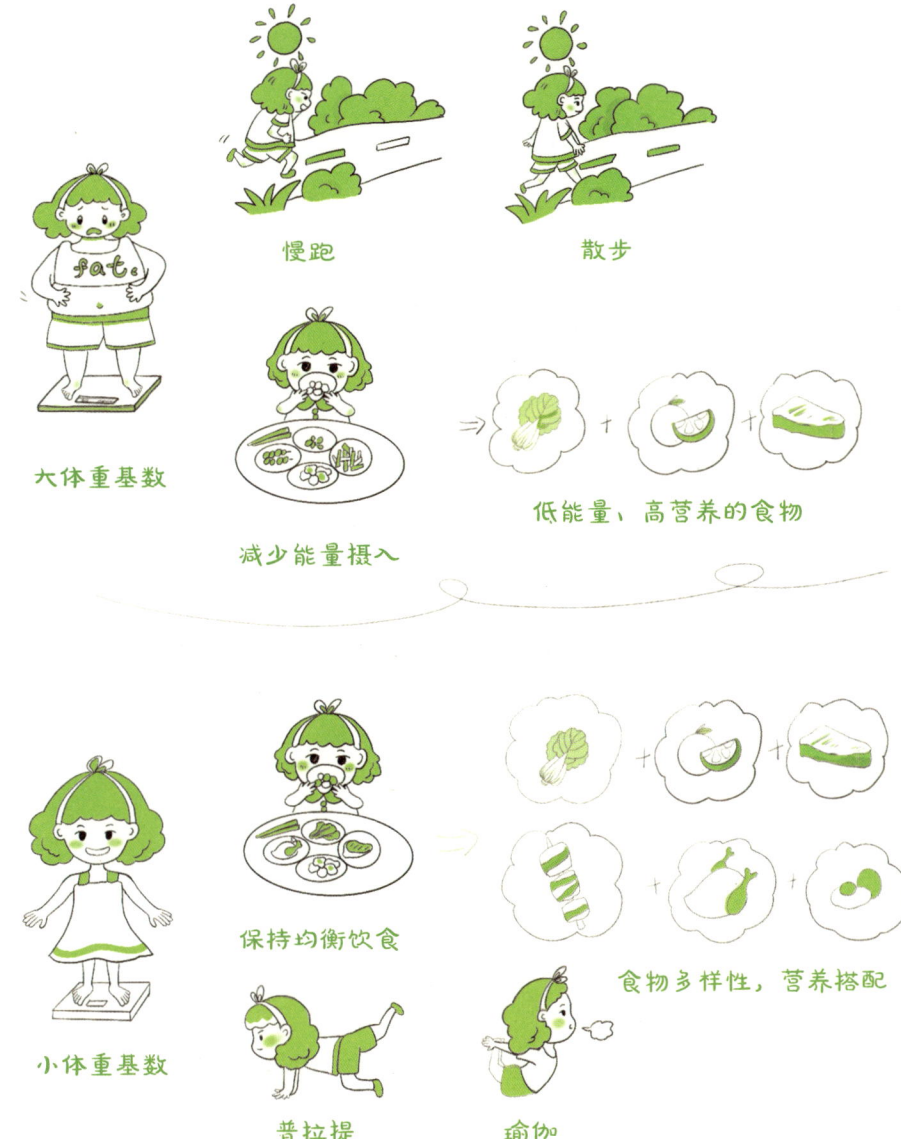

| 瘦身小知识 | 制订健康的饮食计划，包括合理搭配食物、控制餐量等。 |

如何计算食物的能量?

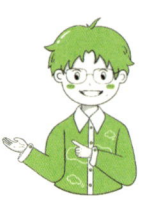

饭饭说

想要成功地进行体重管理和健康瘦身,了解如何计算食物的能量是比较重要的一步。通过准确计算食物的能量,我们可以更好地控制每日摄入的总能量,从而制订出科学有效的瘦身计划。

如何查询食物能量?

方法 1:查找食物能量表

首先,我们可以借助食物能量表来查询各种食物的能量值,这些表格通常可以在互联网上找到。如果想要更全面地了解食物的能量值,也可以购买专门收录食物能量的书籍进行参考。在查询时,我们需要注意食物的种类、分量和烹饪方式等因素,以确保获取准确的能量信息。

方法 2:使用 App(应用程序)或在线工具

现在有很多手机 App 和在线工具可以帮助我们快速计算食物

瘦身小知识 空腹做有氧运动,如早晨起床后慢跑或快走,有助于燃烧脂肪。

的能量。这些工具通常包含庞大的食物能量数据库，只需输入食物的名称和摄入量，即可轻松获取能量信息。使用这些工具可以更加便捷地记录每日饮食，并随时调整瘦身计划。

方法 3：估算食物能量

在没有具体能量信息的情况下，我们可以根据食物的种类、烹饪方法和分量进行估算。**一般来说，主食、肉类、油炸食品分别属于高糖、高蛋白、高脂肪的食物，能量相对较高；而蔬菜、水果等大多属于低能量食物。**同时，即使是低能量的食物也要注意控制摄入量。

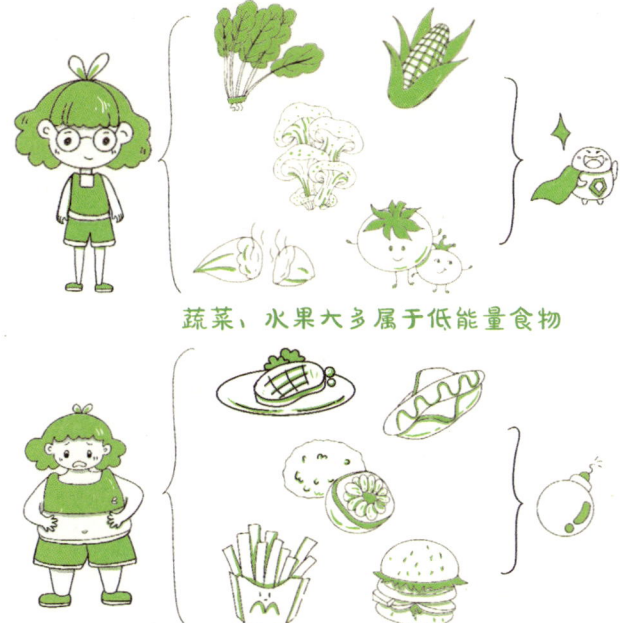

蔬菜、水果大多属于低能量食物

主食、肉类、油炸食品的能量相对较高

瘦身小知识 吃富含钙的食物，如低脂奶制品、豆腐等，有助于维持骨骼健康。

如何合理安排三餐？

步骤 1：确定每日总能量需求

首先，我们需要根据自己的年龄、性别、身高、体重和活动量等因素来确定每日的总能量需求。这可以通过咨询专业营养师或使用在线营养计算器来完成。确保每日摄入的能量既能够满足身体的基本需求，同时不超过瘦身计划中的饮食限制。

步骤 2：分配三餐能量比例

一般来说，我们可以将每日的总能量按照一定的比例分配到三餐中。例如，**早餐摄入的能量占全天能量的 30%，午餐占 40%，晚餐占 30%。**这样的分配有助于保持血糖稳定，避免过度饥饿和暴饮暴食的情况发生。当然，具体的比例可以根据个人习惯和身体适应度进行适当调整。

步骤 3：选择低能量、高营养的食物

在制订三餐计划时，我们应尽量选择低能量、高营养的食物。例如瘦肉、鱼类、蔬菜、水果、全谷类等。这些食物不仅能量相对较低，而且富含身体所需的各类营养素，有助于保持身体健康和满足基本营养需求。

瘦身小知识 避免过度依赖高糖分的食物来提神醒脑，可以尝试饮用茶或咖啡。

Part 2
一起来做瘦身行动派！

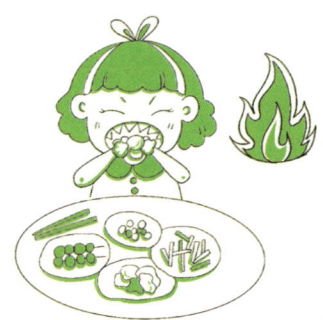
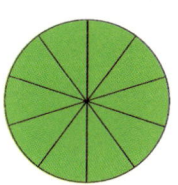
确定每日的总能量需求

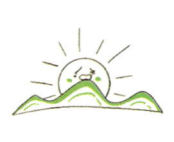
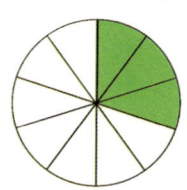
早餐占全天能量的30%

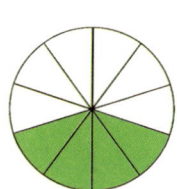
午餐占全天能量的40%

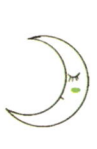
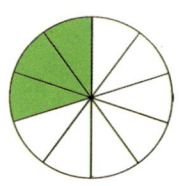
晚餐占全天能量的30%

瘦身小知识 进行核心力量训练，如平板支撑、仰卧起坐等，有助于增强腹部肌肉力量。

关注包装食品的能量值

建议1：查看食品包装上的营养信息。**在购买包装食品时，我们可以仔细地查看食品包装上的营养信息表。这个表格通常会列出每份食品所含的能量，以及脂肪、蛋白质、碳水化合物、钠等营养素**，它们的含量通常以每100克（毫升）或每份来标注，同时还会有营养素参考值%（NRV%），这些数值能直观地告诉你吃一份该食品摄入的营养素占一天所需的百分比。

建议2：注意食品的分量和单位。在查看食品包装上的营养信息时，我们需要注意食品的分量和单位。如上所述，有些食品可能以100克为单位列出营养成分，而有些则可能以一份或一包为单位。因此，在计算能量时，我们需要将食品的实际摄入量与包装上标注的量进行换算。

建议3：利用在线工具或APP进行计算。如果觉得手动计算比较麻烦，我们可以利用在线工具或手机APP来帮助计算食品包装上的能量。这些工具通常可以通过扫描食品包装上的条形码或输入食品名称和分量来获取准确的能量信息。使用这些工具可以更加便捷地计算食品能量，便于随时调整饮食计划。

总之，掌握食物能量的计算方法对于进行体重管理和健康瘦身至关重要。通过准确计算食物的能量和合理分配三餐的能量，我们可以制订出科学有效的瘦身计划，从而更好地控制每日摄入的总能量。

瘦身小知识 瘦身过程中要调整好自己的心态，保持积极乐观的态度。

Part 2
一起来做瘦身行动派！

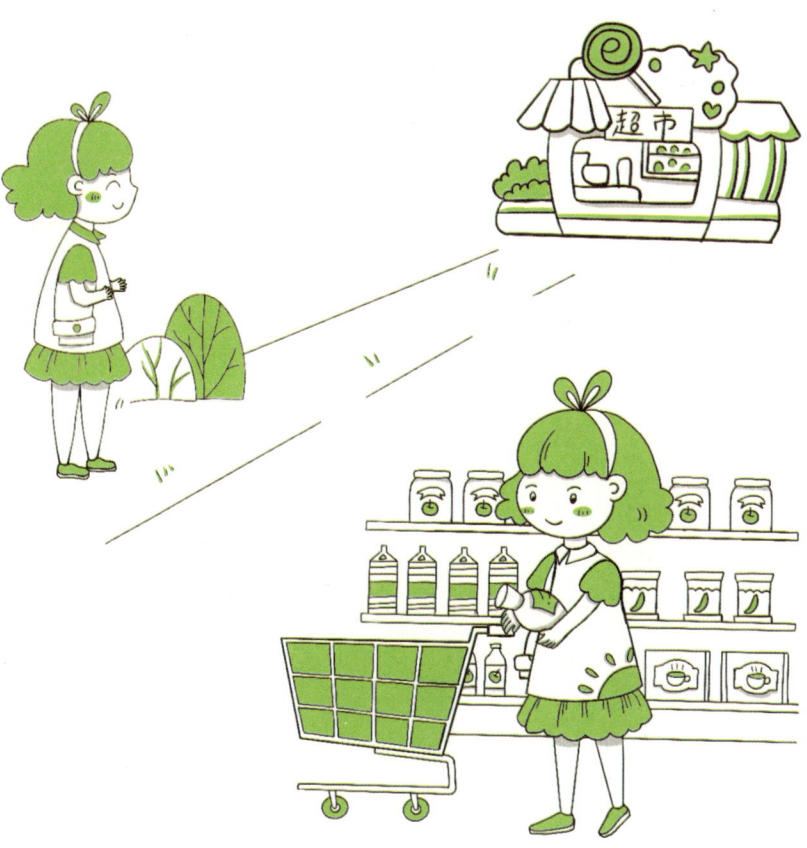

瘦身小知识 尝试参加团队运动或健身课程，增加运动的趣味性和社交性。

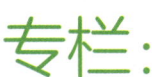

专栏：常见的瘦身方法

轻断食瘦身法

什么是"轻断食瘦身法"？

"轻断食瘦身法"并非过度节食，而是通过周期性调整饮食摄入量实现能量亏空，进而达到瘦身的目的。具体来说，就是在一定周期内（如1周），有几天正常饮食，有几天则适当减少能量摄入。

如何执行"轻断食瘦身法"？

设定周期：首先，你需要设定一个周期，比如一周为一个周期。在这个周期内，你可以选择5天正常饮食，2天轻断食。

正常饮食日：在这5天里，你可以吃自己喜欢的食物，但要注意控制总能量摄入，保持营养均衡。避免高糖、高脂、高盐的食物，多吃蔬菜、水果、全谷类和含有优质蛋白质的食物。

轻断食日：在剩下的 2 天里，你需要适当减少能量摄入。可以选择吃一些低能量、高营养的食物，如蔬菜、水果、瘦肉等，同时，要注意补充水分和维生素。

坚持与调整：执行"轻断食"需要一定的毅力和耐心。在瘦身过程中，你可以根据自己的身体状况和瘦身效果，适时调整饮食计划。

"轻断食瘦身法"的核心是什么？

"轻断食瘦身法"的核心在于通过周期性调整饮食摄入量，实现能量亏空，同时保证身体获得必需的营养素。这种方法不仅有助于减轻体重，还能改善身体代谢状况，降低患慢性病的风险。

"轻断食瘦身法"的利弊

有助于减轻体重：周期性减少能量摄入有助于消耗体内多余脂肪，达到瘦身目标。

改善代谢：适当减少能量摄入有助于调整身体代谢状况，提高身体对营养素的吸收利用。

降低患慢性病的风险：周期性减少能量摄入，有助于降低患高血压、糖尿病等慢性病的风险。

易于坚持：相比于其他极端瘦身方法，"轻断食"更易于坚持和执行。

导致饥饿感：在"轻断食"日，由于减少了能量摄入，我们可能会出现由于营养摄入不足导致的饥饿感。因此，在选择食物时需要特别注意营养均衡。

"轻断食瘦身法"适宜人群

"轻断食瘦身法"能消耗体内脂肪来供应能量，可以在短时间内达到瘦身的目的。这种饮食方法能提高身体对胰岛素的敏感性，调节身体代谢，适用于单纯性肥胖者。

但对于某些特定人群来说，如孕妇、哺乳期妇女、老年人等，"轻断食瘦身法"则不适用或需要谨慎执行。

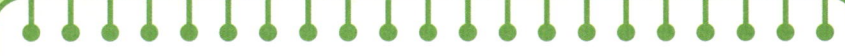

16+8 瘦身法

什么是"16+8瘦身法"?

"16+8瘦身法"是一种基于时间控制饮食的瘦身方法。它的通常做法是在一天 24 小时内,将进食时间控制在 8 小时内,剩下的 16 小时则保持"禁食状态",只喝水或无糖饮料。这种方法通过调整进食与禁食的时间比例,来达到控制能量摄入、促进脂肪燃烧的目的。

如何执行"16+8瘦身法"?

设定进食窗口:首先,你需要确定一个 8 小时的"进食窗口"。例如,你可以选择早上 10 点到下午 6 点之间进食,其余时间则禁食。当然,这个"窗口"可以根据你的生活习惯和喜好进行调整。

正常饮食:在"进食窗口"内,你需要摄入足够的营养,包括蛋白质、碳水化合物、脂肪等。尽量选择健康、天然的食物,避免高糖、高脂、高盐的加工食品。同时,注意控制总能量摄入,避免暴饮暴食。

保持"禁食状态":在禁食的 16 小时内,你需要避免摄入任何含能量的食物。但不要担心,你可以喝水、无糖茶或无糖咖啡来保持身体的水分平衡。茶和咖啡也有助于提神醒脑。

坚持与调整：执行"16+8瘦身法"需要一定的毅力和耐心。在瘦身过程中，你可以根据自己的身体状况和瘦身效果，适时调整"进食窗口"和饮食计划。

"16+8瘦身法"的核心是什么？

"16+8瘦身法"的核心在于通过调整进食与禁食的时间比例，达到控制能量摄入和燃烧脂肪的目的。在禁食的16小时内，身体会消耗储存的糖分和脂肪来提供能量，从而达到瘦身的效果。同时，这种方法还能改善胰岛功能，降低糖尿病等慢性病的风险。

"16+8瘦身法"的利弊

有助于减轻体重：通过限制进食的时间，我们可以有效地控制能量的摄入，促进脂肪燃烧，达到瘦身的目的。

改善代谢：控制好进食与禁食的时间比例，有助于改善身体代谢状况，提高能量利用效率。

操作简单易行：无需剧烈运动或特殊饮食，只需调整进食时间，适合平时比较忙碌的人士。

降低患慢性病的风险：这种瘦身法可改善身体对胰岛素的敏感性，降低患糖尿病等慢性病的风险。

导致饥饿感和营养不足：在禁食的 16 小时内，可能会出现营养摄入不足导致的饥饿感。因此，在"进食窗口"内需要摄入足够的营养。

"16+8 瘦身法"适宜人群

"16+8 瘦身法"适用于想要健康、稳定地减轻体重的人群，特别是那些平时饮食不规律、暴饮暴食的人。

对于孕妇、哺乳期妇女、青少年、老年人以及患有严重疾病的人来说，这种方法需谨慎尝试。

生酮饮食

什么是"生酮饮食"?

生酮饮食是一种摄入高脂肪、适量蛋白质、极低碳水化合物的饮食方式。它的核心理念是通过减少碳水化合物的摄入,使身体进入一种称为"酮症"的代谢状态,身体会从以葡萄糖供能为主转变为以脂肪代谢产生的酮体供能为主。这种方式可以帮助人们减轻体重,改善身体状况。

如何执行"生酮饮食"?

设定碳水化合物的摄入量:生酮饮食要求严格控制碳水化合物的摄入量,通常每天不超过 50 克。同时,多摄入含健康脂肪的食物,如橄榄油、牛油果(鳄梨)、坚果等。蛋白质的摄入量要适中,以满足身体的营养需求。

选择合适的食物:在执行生酮饮食时,应选择富含健康脂肪和优质蛋白质的食物,如鱼类、畜肉类(瘦肉)、禽类、蛋类、奶制品(全脂或高脂)、蔬菜(非淀粉类)等。避免高糖的食物,如糖果、甜点、面包等。

控制餐量:虽然生酮饮食鼓励摄入高脂肪,但并不意味着可以无限制地吃。合理控制餐量,避免过度摄入能量是瘦身的关键。

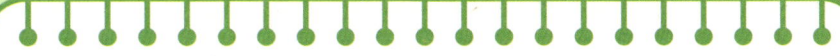

保持水分平衡：在执行生酮饮食时，要注意多喝水，保持身体的水分平衡，因为酮体的产生和排出需要足够的水分支持。

适度运动：虽然生酮饮食可以帮助减轻体重，但适度的运动也是必不可少的。运动可以加速脂肪的燃烧，提高瘦身效果。

"生酮饮食"的利弊

有利于减轻体重：生酮饮食利用脂肪作为能量来源，可以帮助人们减轻体重和降低体脂率。

改善身体状况：对于正常人群来说，生酮饮食有助于控制血糖和胰岛素水平，从而降低患糖尿病、高血压等慢性疾病的风险。此外，它还可以提高认知功能和运动表现。

降低食欲：高脂肪的饮食有助于增加饱腹感，降低食欲和减少进食量。

疲劳、头晕：在生酮饮食初期，身体可能会出现疲劳、头晕等不适症状，这是因为身体在适应新的供能方式。

胃肠道不适：高脂肪饮食可能导致胃肠道不适，如腹泻、便秘等。此外，酮体的产生也可能导致口腔异味等问题。

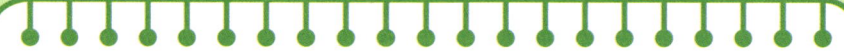

营养不均衡：长期严格执行生酮饮食可能导致某些营养素的缺乏，如维生素、矿物质和膳食纤维等。因此，在执行生酮饮食时，应注意合理搭配食物，确保营养均衡。

"生酮饮食"的适宜人群

生酮饮食适宜那些想要减轻体重、改善身体状况的肥胖人群，建议在专业人士指导下进行。

对于孕妇、哺乳期妇女，以及患有严重疾病的人和某些药物使用者来说，生酮饮食可能带来健康风险。因此，在执行前最好先咨询专业医生或营养师的意见。

Part 3

"超级食物"帮你高效瘦身

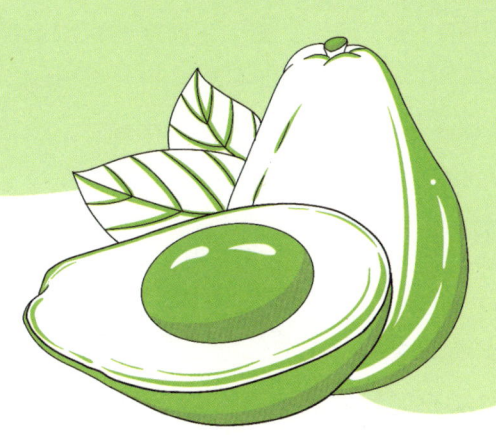

什么是"超级食物"?"超级食物"就是具有某类功能的一类食材中的"当红明星"。因此它们具有一种或几种明显的特殊功效。每一种"超级食物"都有自己独特的成分,且这些独特成分的含量明显高于其他食物。

"超级食物"1:可可粉

可可粉——来自热带的神奇食物

可可粉源自可可豆。可可豆是一种生长在热带地区的可可属植物可可的种子,可可粉就是一种由可可豆研磨而成的神奇食物。可可粉不仅美味,还隐藏着许多养生功效。在健康饮食圈,不乏功效卓越的"超级食物",而可可粉凭借其独特的魅力,赢得了众多健康达人和瘦身爱好者的青睐,稳坐"超级食物"的头牌宝座。

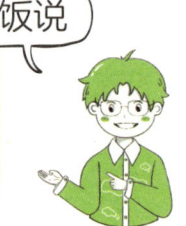

饭饭说:很多"粉丝"姐妹会把可可和咖啡画上等号,但其实它们是完全不一样的东西。

瘦身小知识:吃富含锌的食物,如瘦肉、禽类、豆类等,有助于提高身体代谢率。

Part 3
"超级食物"帮你高效瘦身

超级食物

可可粉
(每100克可食部)

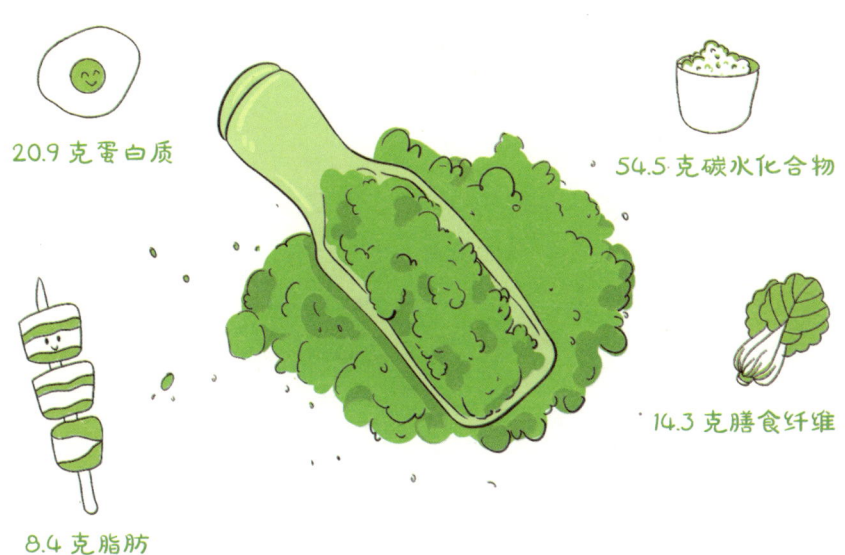

20.9克蛋白质

54.5克碳水化合物

14.3克膳食纤维

8.4克脂肪

√促进脂肪代谢　　√降低患心血管疾病的风险

√抗氧化，抗衰老　　√补充能量

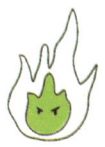
每100克可可粉能提供349千卡能量

瘦身小知识　避免在瘦身过程中过度限制某种营养素的摄入，以免导致营养不均衡。

可可粉是抗氧化的小能手

可可粉富含多种营养物质，如抗氧化物质（如黄酮类化合物）、膳食纤维、矿物质（如镁、铁、钾）等，这些成分对我们的身体会产生积极的影响。

可可碱：燃烧脂肪的小能手，身体动能的小马达

可可碱能够促进脂肪的代谢，帮助身体燃烧更多的能量。**可可粉是饭饭在冬季推荐得最多的食物。**很多女生在冬天容易手脚冰凉，这是血流不畅导致的。在寒冷的冬天，一杯热可可下肚，我们的身体就像抱了个"小火炉"，不仅暖意融融，还能让脂肪在不知不觉中燃烧起来。手暖脚暖，还能达到身材管理的效果，岂不美哉！

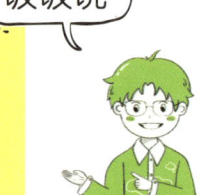

饭饭说

我在德国留学的时候，看到热可可在国外特别盛行。很多女孩到"姨妈期"的时候都会喝上两杯热可可，一开始我还不解，后来才明白其中的缘由。

瘦身小知识　坚持有氧运动和力量训练结合，可以全面提高身体素质。

儿茶素：自由基的敌人，抗氧化的守护者

可可粉中所含的儿茶素是黄酮类化合物，具有强大的抗氧化作用，能够保护细胞免受自由基的损害。自由基可导致人体衰老和肥胖。有了儿茶素的守护，我们就能更好地保持年轻状态。

原花青素：美丽与健康的双重保障

可可粉中所含的原花青素也属于黄酮类化合物，它是一种不可多得的美容圣品，它是帮助女人"冻住年龄"的"幕后高手"，能够帮助皮肤抵御紫外线的伤害，使皮肤保持弹性和光泽。同时，它还有助于改善血液循环，让我们的身体更加健康。

铁元素与镁元素：活力满满的能量源泉

铁元素是合成血红蛋白的重要原料，能够帮助血液中的红细胞输送氧气和营养物质。而镁元素则参与多种酶的活性调节，对维持正常的新陈代谢和神经肌肉功能至关重要。有了这两种元素的加持，我们的身体就像被安装上了"代谢稳定器"，从而更加有活力，能轻松应对各种挑战。

瘦身小知识　合理安排饮食时间，避免在睡前或深夜进食。

可可粉怎么选?

选生可可粉还是熟可可粉?

生可可粉:它是将可可豆直接磨碎而得到的,保留了可可豆最原始的营养成分和味道。生可可粉的颜色较浅,口感略微苦涩,但营养价值极高。

熟可可粉:与生可可粉不同,熟可可粉经过了高温处理,这个过程会改变可可粉的味道和颜色。熟可可粉味道更加浓郁,颜色更深,但高温处理会导致部分营养成分流失。

选未碱化可可粉还是碱化可可粉?

碱化可可粉:在生产过程中,加入了碱性物质(如碳酸钾)来调整可可粉的酸碱度,以此来减少可可粉的苦涩味,并使其更加易于溶解。

未碱化可可粉:也称为天然可可粉,味道较为苦涩,但保留了更多的抗氧化物质。

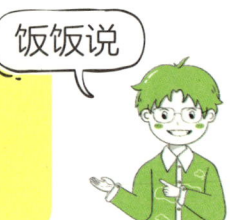

饭饭说

类似于良药苦口,在选择可可粉的时候要尽量选择未碱化的生可可粉。

不同可可粉的区别

生可可粉
一般未经碱化处理
低温（< 80℃）磨粉
适合健身爱好者

熟可可粉
一般经过碱化处理
高温（> 80℃）磨粉
适合甜食爱好者

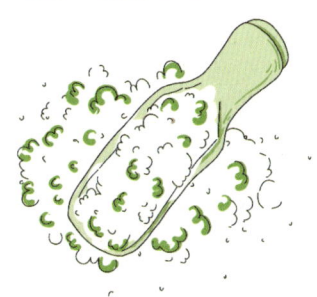

可可粉饮品怎么喝？

建议1：早上喝为宜。因为可可粉含有咖啡因等活性物质，虽然含量不多，但我依然建议在早上摄入，这样不仅能在早上就拉高一整天的代谢活力，还不影响晚上的睡眠。

建议2：搭配奶制品。许多"粉丝"姐妹刚开始喝可可粉饮品的时候会不适应可可粉的味道，因为它不像奶茶那样美味可口。但我们可以搭配不加糖的奶类，如牛奶、燕麦奶，分别做成牛奶可可饮或燕麦可可饮，这样能让可可粉的口感更好。还有一点，用热的奶来冲泡，可可粉更容易化开，而且口感更丝滑哦！

瘦身小知识　吃富含铬的食物，如全麦面包、瘦肉等，有助于调节血糖水平。

"超级食物"2：羽衣甘蓝

羽衣甘蓝——蔬菜界的"超级明星"

羽衣甘蓝是一种营养丰富的蔬菜，是蔬菜界的"超级明星"，具有多种养生功效，特别是在身材管理方面有着显著的效果。这些特性使得羽衣甘蓝成为瘦身塑形的理想食品。

功效1：羽衣甘蓝含有丰富的硫化物，这种成分能对胰岛素和血糖水平产生积极影响。

功效2：羽衣甘蓝中含有的花青素是一种强抗氧化剂，可以降低低密度脂蛋白胆固醇，保护血管和心脏健康，有助于预防心血管疾病。

功效3：羽衣甘蓝富含膳食纤维，可以促进肠胃蠕动，帮助消化和排便，减少脂肪的吸收和堆积。

功效4：羽衣甘蓝还含有铁元素，能提高血液中氧的含量，促进新陈代谢，进一步抑制脂肪的堆积。

> 瘦身小知识 坚持进行深呼吸和冥想练习，有助于减轻压力，改善睡眠质量。

Part 3
"超级食物"帮你高效瘦身

超级食物

羽衣甘蓝

（每100克可食部）

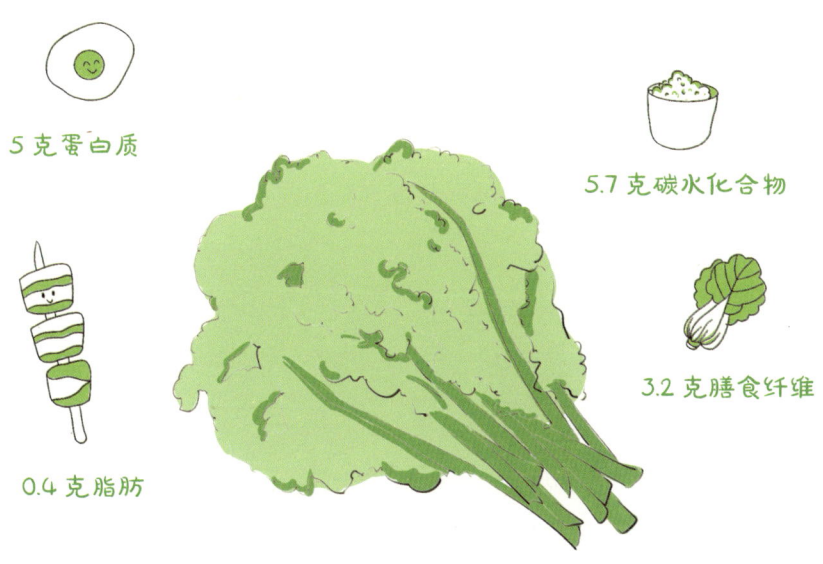

- 5克蛋白质
- 5.7克碳水化合物
- 3.2克膳食纤维
- 0.4克脂肪

√ 维持胰岛素和血糖水平　　√ 帮助消化和排便
√ 保护血管和心脏健康　　　√ 促进新陈代谢

每100克羽衣甘蓝能提供69千卡能量。

瘦身小知识 多种运动形式相结合，如游泳、骑自行车等，可以增加瘦身的趣味性。

羽衣甘蓝的健康吃法

选择合理食用时间：**可以选择在晚餐时摄入羽衣甘蓝，因为夜间是身体排毒和修复的重要时间，此时补充膳食纤维有助于促进肠胃蠕动，帮助身体排出毒素和废物。**

合理搭配：羽衣甘蓝可以同时搭配其他蔬菜或蛋白质含量丰富的食物一起食用，以增加营养元素的多样性。

选择健康的烹饪方法：选择低温烹饪方法，避免高温加热导致营养素流失。

> 饭饭说
>
> 如无法买到新鲜的羽衣甘蓝，可以选择无添加的羽衣甘蓝粉，搭配温水、牛奶或酸奶食用。

瘦身小知识 吃富含铜的食物，如坚果、海鲜等，有助于维持心血管的健康。

"超级食物"3：牛油果

牛油果又称鳄梨，是一种富含多种营养物质的水果。在身材管理圈，牛油果是一种不可忽视的"超级食物"。

牛油果——营养丰富的"森林黄油"

牛油果的脂肪含量高达15%，远远超过其他水果，所以牛油果也有"森林黄油"的美称。 牛油果富含不饱和脂肪酸，特别是单不饱和脂肪酸。牛油果里健康的不饱和脂肪酸，不仅可以增加饱腹感，减少食欲，还能帮助降低血液中的胆固醇和甘油三酯水平，减少患心血管疾病的风险。

牛油果中的膳食纤维含量较丰富。脂肪、膳食纤维可以润滑肠道，促进肠道蠕动，有助于减少脂肪堆积和控制体重。

牛油果还富含维生素和矿物质，如维生素K、维生素C、钾、镁等，这些营养素对身体的免疫系统有很大的益处。

牛油果含有丰富的胡萝卜素，有助于维护视力健康；胡萝卜素还是天然的抗氧化剂，可延缓皮肤衰老，美容养颜。

瘦身小知识 在瘦身过程中不能忽视身体发出的警告信号，如头晕、乏力等。

超级食物

牛油果
(每100克可食部)

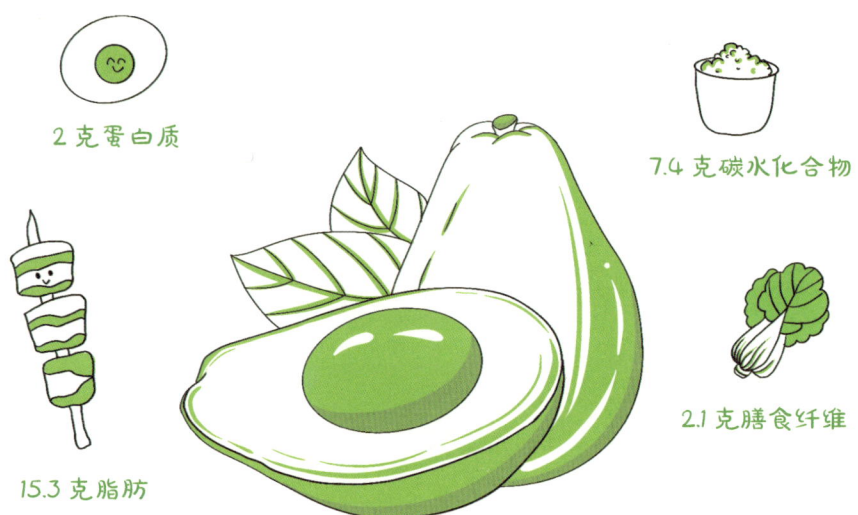

- 2克蛋白质
- 7.4克碳水化合物
- 2.1克膳食纤维
- 15.3克脂肪

√降低胆固醇和甘油三酯水平
√增加饱腹感，帮助控制体重
√维护视力健康
√预防心血管疾病
√促进肠道蠕动
√抗氧化，抗衰老

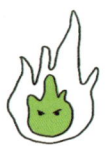

每100克牛油果可食部能提供171千卡能量。

瘦身小知识 坚持进行关节灵活性和稳定性的训练，如瑜伽、普拉提等。

牛油果,你吃对了吗?

适量食用:虽然牛油果富含健康的脂肪和多种营养物质,但能量也相对较高,建议每次的食用量控制在半个或一个。

选择健康的食用方式:可以制成沙拉,搭配吐司、奶昔等。避免加油的烹调方式,或加入过多的高能量调味品。

> 饭饭说
>
> 牛油果能为身体提供优质脂肪,一天中任何时间都可以食用。饭饭建议大家早上食用,可以增强饱腹感,让你一整天都活力满满。

瘦身小知识 尝试制订个性化的瘦身计划,根据自己的身体状况和实际需求进行调整。

"超级食物"4：奇亚籽

奇亚籽是草本植物芡欧鼠尾草的种子，这种植物原产于墨西哥南部和危地马拉等地区。近年来，奇亚籽由于其强大的保健功效，在健康饮食圈引起了广泛的关注。

奇亚籽——到底"奇"在哪里？

奇亚籽含有多种营养成分，如蛋白质、膳食纤维、脂肪、维生素和矿物质等。奇亚籽的蛋白质含量比一般谷物高，膳食纤维含量也是其他谷物或豆类的数倍。此外，奇亚籽还富含ω-3脂肪酸和抗氧化物质，具有降低胆固醇等多种作用。

奇亚籽的食用小贴士

适量食用：奇亚籽含有较高的脂肪和碳水化合物，每天摄入10克左右即可。

选择健康的食用方式：可以直接食用，也可以将其加入饮料、酸奶、麦片等中一起食用，要注意避免加入过多的高能量调味品。

瘦身小知识 慢跑、快走等有氧运动能提高心肺功能。

Part 3
"超级食物"帮你高效瘦身

超级食物

奇亚籽

（每100克可食部）

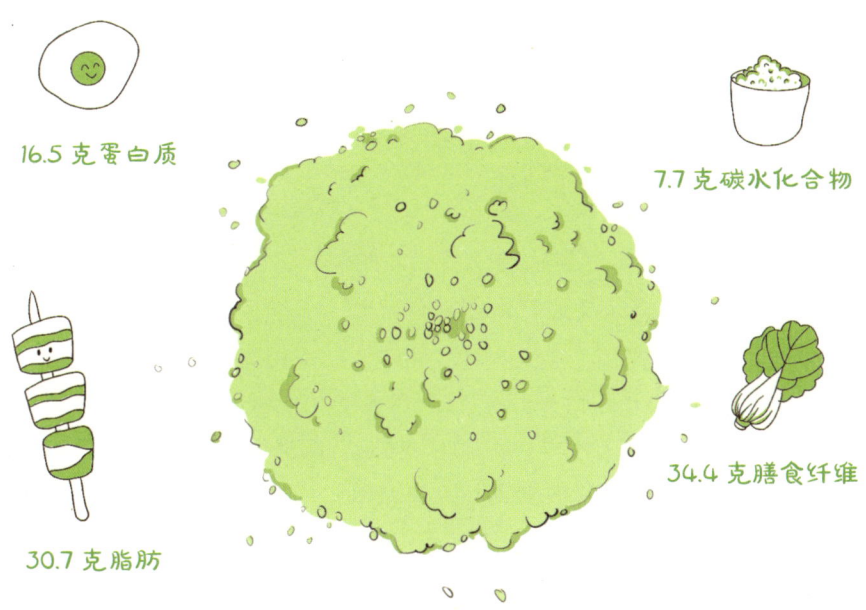

- 16.5克蛋白质
- 7.7克碳水化合物
- 34.4克膳食纤维
- 30.7克脂肪

√降低胆固醇　　√抗衰老　　√消炎　　√抗癌

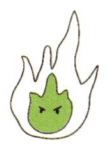

每100克奇亚籽能提供436千卡能量。

瘦身小知识 吃富含磷的食物，如乳制品、海鲜等，有助于维持骨骼健康。

"超级食物"5：亚麻籽

亚麻籽——种子界的营养多面手

膳食纤维：亚麻籽富含可溶性膳食纤维，能减缓胃排空速度，有助于增加饱腹感，从而降低食欲。同时，膳食纤维还能促进肠道蠕动，改善消化功能，有助于预防便秘。

蛋白质：亚麻籽是植物性蛋白质的优质来源，对维持身体肌肉量、增加饱腹感以及控制体重都有帮助。

ω-3脂肪酸：亚麻籽含有丰富的ω-3脂肪酸，这在植物界非常少见。ω-3脂肪酸能降低患心血管疾病的风险，维护大脑健康，同时也有助于减轻身体的炎症反应，还能促进新陈代谢。

亚麻籽的食用小贴士

适量食用：每天的摄入量建议控制在10~20克，大约1小勺的量。1小勺亚麻籽即可为人体补充多种营养素。需要注意的是，亚麻籽还含有一些抗营养因子，不宜过量食用。

选择健康的食用方式：可以直接食用，也可以将其加入饮料、酸奶、麦片等中一起食物，要注意避免加入过多的高能量调味品。

瘦身小知识　不要完全摒弃某一类食物，应该保持饮食的多样性和均衡性。

Part 3
"超级食物" 帮你高效瘦身

超级食物

亚麻籽
(每100克可食部)

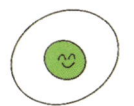
18.3 克蛋白质

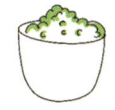
1.6 克碳水化合物

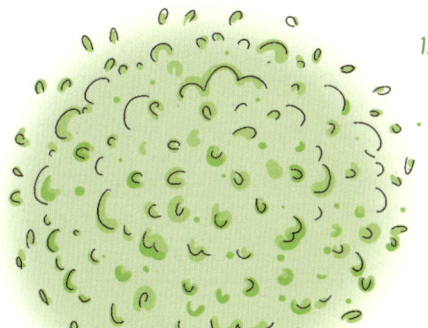

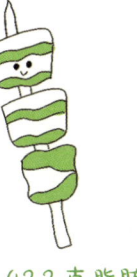
42.2 克脂肪

27.3 克膳食纤维

√ 增加饱腹感,降低食欲 √ 改善消化功能,预防便秘
√ 维持肌肉量   √ 保护心血管
√ 减轻炎症反应

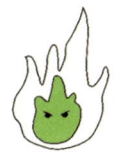
每100克亚麻籽能提供506千卡能量。

瘦身小知识 单脚站立、波速球训练等平衡练习能帮助提高身体的协调性和稳定性。

"超级食物"6：肉桂粉

肉桂粉是用肉桂树皮研磨而成的粉末，它含有多种对人体有益的营养成分。

肉桂粉——拥有让人无法拒绝的香气

肉桂粉中最为人所知的成分是肉桂醛，这是肉桂粉香味的重要来源，能为食物增添香气，同时也具有一定的抗菌、消炎作用。除此之外，肉桂粉还含有丰富的膳食纤维、矿物质以及抗氧化物质。膳食纤维有助于消化和排便，对维持肠道健康非常重要；矿物质则参与身体的多种代谢过程，帮助维持人体正常的生理功能；而抗氧化物质能帮助人体抵抗自由基的损害，延缓衰老过程。

肉桂粉的食用小贴士

适量食用：一般来说，每天食用1~2克的肉桂粉，即可为人体补充多种营养素。肉桂作为中药"辛甘、大热，有小毒"（《名医别录》），不宜过量食用。

选择健康的食用方式：可以直接食用，也可以将其加入可可粉、酸奶、麦片等中一起食用，要注意避免加入过多的高能量调味品。

瘦身小知识 学习合理搭配食物，可以提高每餐的营养价值和用餐体验。

Part 3
"超级食物"帮你高效瘦身

超级食物

肉桂粉
(每100克可食部)

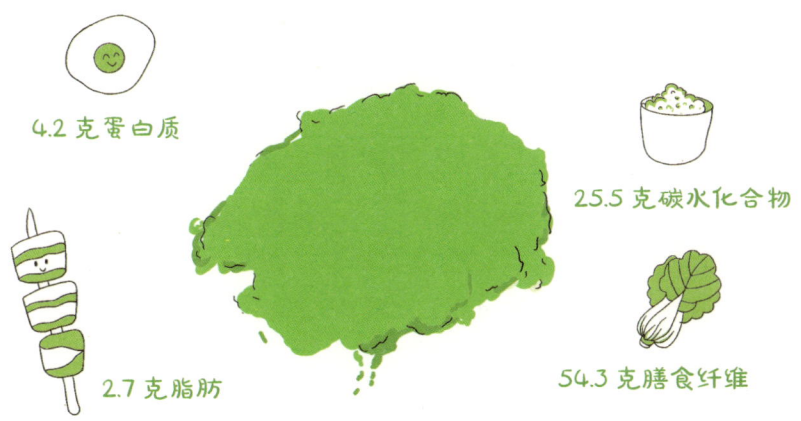

- 4.2 克蛋白质
- 2.7 克脂肪
- 25.5 克碳水化合物
- 54.3 克膳食纤维

√ 抗菌,消炎
√ 维持正常代谢功能
√ 有助于消化和排便
√ 抵抗自由基,延缓衰老

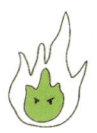 每100克肉桂粉能提供245千卡能量。

瘦身小知识 多进行户外运动,如徒步远行、爬山等,多接触阳光,呼吸新鲜空气,对身体有益。

专栏：营养补充剂

鱼油

鱼油主要来源于深海多脂鱼类，如金枪鱼、三文鱼、沙丁鱼等。如果没有机会经常食用深海鱼，鱼油制品也是不错的选择。鱼油制品是从这些多脂鱼类中提取油脂制成的。鱼油制品富含多种人体所需的营养成分，是我们最常推荐的营养补充剂。

鱼油功效小档案

鱼油中最为人们所熟知的成分是ω-3脂肪酸，其中就有EPA（二十碳五烯酸）和DHA（二十二碳六烯酸）。

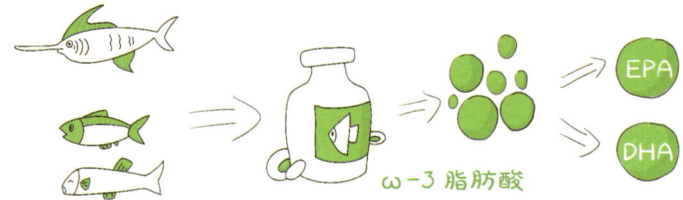

EPA：能减轻炎症反应，降低甘油三酯，改善血脂水平，预防动脉硬化和心脑血管疾病，有助于降低心脏病的发病率。EPA特别适合腹部肥胖、大腿粗壮、有瘦身需求的人群。

DHA：有助于大脑的发育，还能促进视网膜的发育，维护视力水平。DHA适合老人、小孩，以及因为学习或工作用脑、用眼过度的人群。

如何选择鱼油制品？

品牌：大品牌往往经过了多年的时间沉淀和市场考验，拥有较严格的品质控制体系和生产工艺，能够保证鱼油品质的稳定性。

产区：鱼油的品质与其产区密切相关。挪威、冰岛等地，其海域水温较低、水质纯净、污染较少、鱼类资源丰富，出自这些产地的鱼油品质较高。

纯度：选择经过严格提纯工艺加工的鱼油产品，以确保其ω-3脂肪酸的高纯度。一般纯度在85%以上的鱼油品质是比较好的。在这个基础上，纯度越高，说明鱼油的品质越好。

认证：选择经过权威机构［如IFOS（国际鱼油标准组织）或GOED（全球EPA及DHAω-3组织）］认证的鱼油品牌。因为鱼油是按批次生产的，每批次的深海鱼原料不同，会导致鱼油成品存在差异，所以选择经过权威机构认证的鱼油，意味着产品通常有着更高的品质保证。

类型：鱼油分为天然 TG 型（甘油三酯型）、EE 型（乙酯型）和 rTG 型（再酯化型）等类型。相比 EE 型和天然 TG 型，rTG 型鱼油兼具高浓度与高吸收率的优点。

性价比：在确保了鱼油的品质之后，还应该关注其性价比，并不是价格越高的鱼油越好。比起高纯度，在成本可控的情况下长期服用是更为重要的事情。

怎样吃鱼油更健康？

适量摄入：对于健康的成年人来说，每天可摄入 1~2 克的 ω-3 脂肪酸，相当于每天可摄入 1~2 粒鱼油胶囊。

早上食用，合理搭配：鱼油可以空腹食用，也可以在饭后食用。一般建议早上食用，这样有助于促进人体新陈代谢，加速脂肪燃烧。同时，鱼油与维生素 D 和钙等营养素搭配使用，可以更好地发挥其功效。

维生素

维生素是人体必需的一类微量有机物。维生素家族庞大,包括维生素A、B族维生素、维生素C、维生素D、维生素E、维生素K等,每种维生素都有其独特的化学结构和功能。部分维生素(例如维生素C、维生素A和大部分B族维生素)不能由人体自行合成,需要通过食物或补充剂摄入。

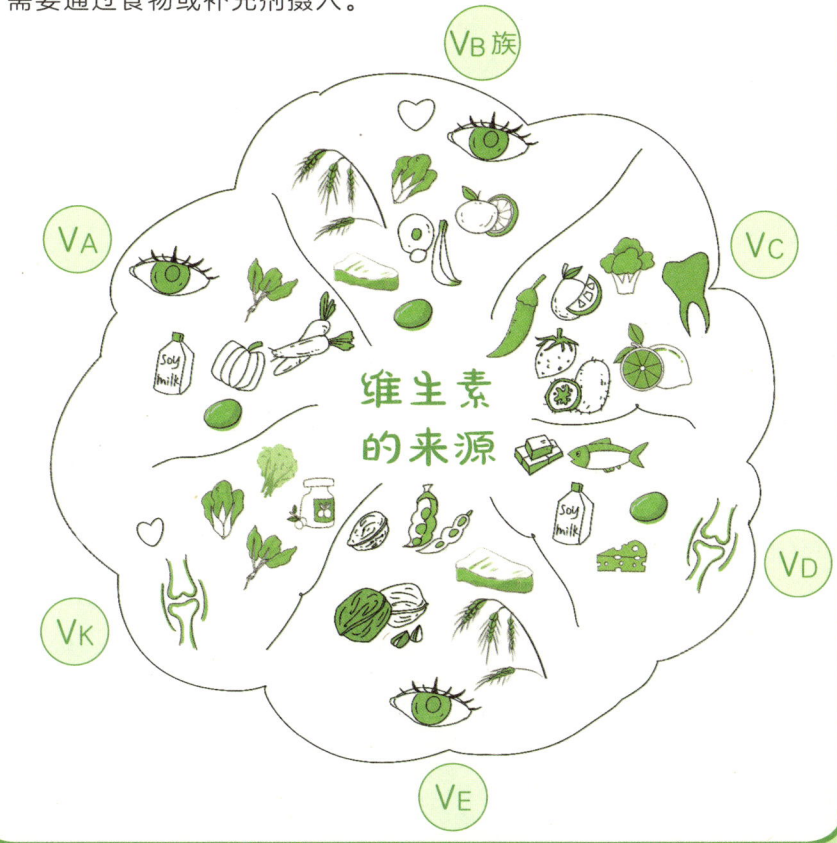

人体不可或缺的维生素

维生素在人体内发挥着不可替代的作用。它们参与新陈代谢、能量转换、免疫调节等多个生理过程,对维持身体健康和正常生理功能至关重要。对于想要进行体重管理的人士来说,维生素更是不可或缺的,它们可以调节食欲、促进脂肪代谢、增强肌肉力量,从而达到管理体重的目的。

如何挑选维生素补充剂?

选择复合维生素:在选择维生素补充剂时,首先要关注产品的成分表,建议选择复合维生素。多种维生素的组合可以更好地被人体吸收,满足身体不同的需求。

注意区分男女:男士和女士所需的维生素种类略有不同,市面上的许多产品会区分针对男士的维生素和针对女士的维生素,注意别买错了。

选大品牌:要选择正规大品牌的维生素补充剂,确保产品的质量和安全性。

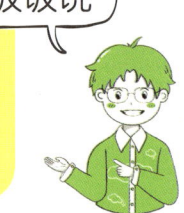

饭饭说

虽然维生素补充剂可以很方便地为我们补充所需的维生素,但最好的方式还是通过食用各种富含维生素的食物来摄取。

Part 4

关于瘦身的全方位生活建议

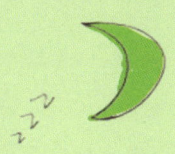

关于睡眠

当致力于体重管理和瘦身时,我们是否忽略了睡眠这一关键因素?事实上,优质的睡眠对于瘦身和健康来说至关重要。饮食调理得再好,睡眠质量不好,瘦身效果可能也不尽如人意。

睡眠在瘦身中的作用

作用1:调节与食欲有关的激素。充足的睡眠有助于平衡体内与食欲有关的激素,如胃饥饿素和瘦素。当睡眠不足时,胃饥饿素水平上升,使你感到饥饿;同时瘦素水平下降,降低了饱腹感。因此睡眠不足可能导致你摄入更多的能量,从而增加体重。

作用2:影响新陈代谢。**充足的睡眠有助于维持正常的新陈代谢,从而更有效地燃烧脂肪。**此外,深度睡眠阶段对肌肉修复和生长激素的释放至关重要,有助于维持健康的肌肉量。

作用3:减少压力。睡眠不足会使压力激素(皮质醇)水平升高,不仅会导致脂肪堆积,还可能引发对高糖、高脂食物的渴望,给瘦身计划带来负面影响。

瘦身小知识 吃富含钾的食物,如香蕉、土豆等,有助于维持血压和心脏健康。

Part 4
关于瘦身的全方位生活建议

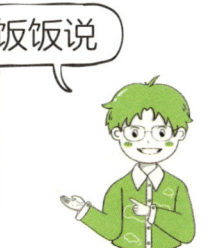

饭饭说

睡眠期间，我们的身体会进行各种修复和再生，也包括调整新陈代谢，因此，充足的睡眠有助于瘦身。

如何提高睡眠质量？

方法1：建立规律的睡眠时间表。每天尽量在固定时间入睡和起床。调整你的生物钟，使身体建立稳定的睡眠模式。

方法2：营造舒适的睡眠环境。确保卧室安静、凉爽，光线要暗，使用舒适的床垫、枕头和被子，以提供最佳的睡眠体验。

方法3：睡前放松。睡前一小时避免使用电子设备，可以尝试阅读、冥想或深呼吸等放松活动。

方法4：至少在入睡前4小时内避免摄入含咖啡因或酒精的饮品，因为它们会干扰你的睡眠。

瘦身小知识　避免在瘦身过程中过度节食，注重均衡饮食。

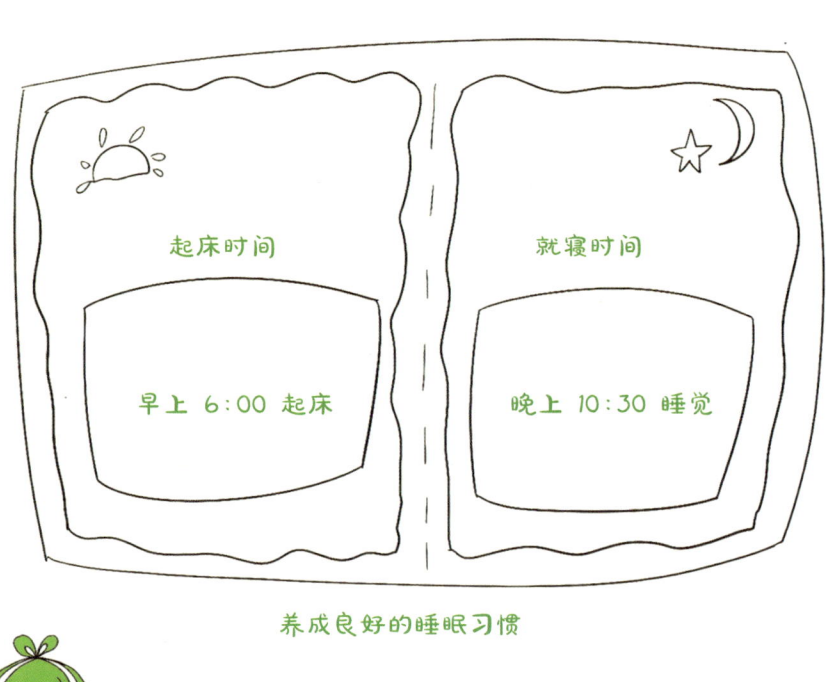

养成良好的睡眠习惯

起床时间　　　　　就寝时间

早上 6:00 起床　　晚上 10:30 睡觉

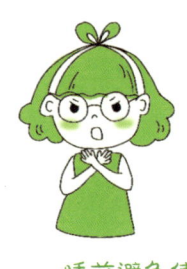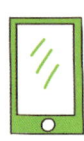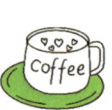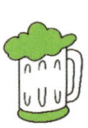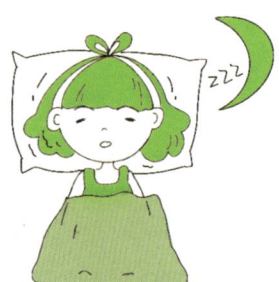

睡前避免使用电子设备、不宜喝咖啡、饮酒等

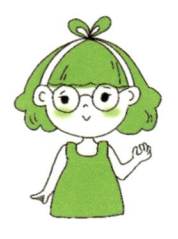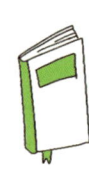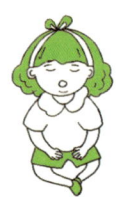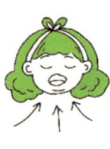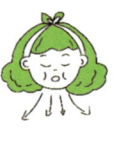

睡前可以阅读、冥想、深呼吸，有助于入眠

瘦身小知识 进行肌肉拉伸和放松练习，有助于缓解肌肉疲劳，预防运动损伤。

睡眠不好怎么办？

建议1：睡前不要进食。睡前4小时不要进食，但是要喝水，也可以喝路易波士茶。

建议2：尝试使用助眠方法，如睡前阅读、冥想、深呼吸、按摩头部等。

建议3：调整生活习惯，如饮食、运动、作息时间等。有时候，改变不良生活习惯就能显著改善睡眠质量。

> **饭饭说**
>
> 如果你长期遭受睡眠问题的困扰，可能需要咨询医生或睡眠专家，以获取更专业的建议和治疗方案。

瘦身小知识 调整饮食结构，避免暴饮暴食或过度饥饿。

关于运动

当我们谈及体重管理和瘦身时，运动是一个不可忽视的重要因素。运动对于瘦身到底有哪些作用？我们应该如何安排运动？不依靠运动是否也能瘦身？接下来，我将为大家一一解答。

运动在瘦身中的作用

作用1：消耗能量。运动可以帮助我们消耗多余的能量，从而达到瘦身的目的。不同的运动方式和不同的运动强度消耗的能量不同，但总体来说，坚持运动可以增加能量消耗，有助于减轻体重。

作用2：提高基础代谢能力。运动可以提高我们的基础代谢能力，这样即使在休息状态下我们的身体也能消耗更多的能量。这意味着通过运动，我们的身体可以更有效地燃烧脂肪，减少脂肪堆积，保持健康的体重。

作用3：塑造身材。运动不仅可以帮助我们减轻体重，还可以塑造健美的身材。通过有针对性的力量训练或瑜伽等运动，我们可以减脂增肌，使身材更加紧致有型。

瘦身小知识 跳舞、打羽毛球等趣味性强的项目能都是推荐的瘦身运动。

Part 4
关于瘦身的全方位生活建议

运动对瘦身的作用

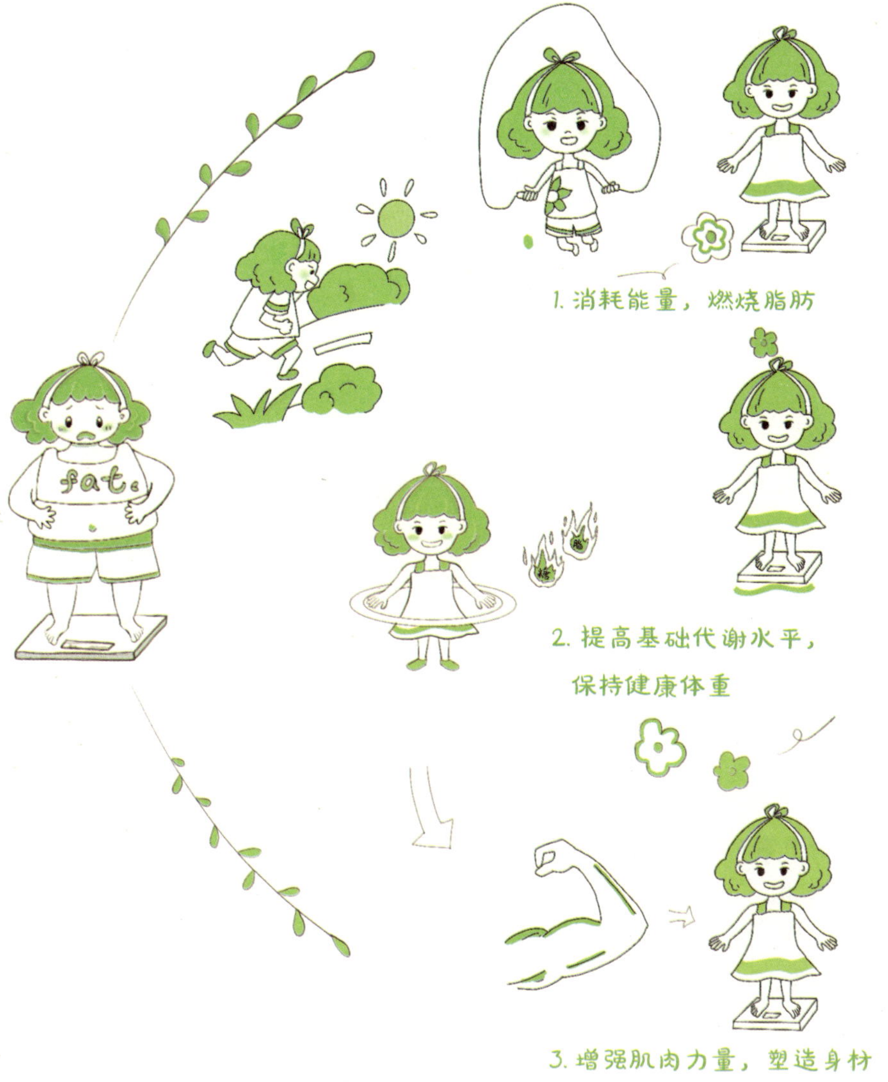

1. 消耗能量,燃烧脂肪

2. 提高基础代谢水平,保持健康体重

3. 增强肌肉力量,塑造身材

瘦身小知识 能步行就不坐车,能爬楼就不乘电梯,增加能量消耗。

合理运动才能高效瘦身

建议 1：选择适合自己的运动方式。

每个人的身体状况和喜好都不同，因此选择适合自己的运动方式至关重要。可以选择散步、慢跑、游泳、瑜伽等低强度运动，也可以选择举重、跳绳等高强度运动。

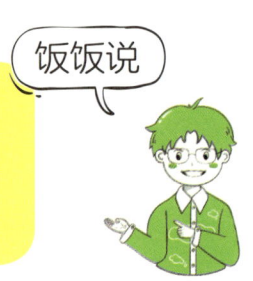

饭饭说

运动没有高低好坏之分，关键是找到一种自己能够坚持并享受的运动方式。

建议 2：控制运动时间和强度。

运动时间和强度的合理控制对于瘦身来说也是非常重要的。**一般来说，每周进行 3~5 次运动，每次运动 30~60 分钟是比较合适的。**但具体的时间和强度还应根据个人的身体状况和需求进行调整。运动强度不够，达不到瘦身目的；运动过度，则会造成身体损伤。

瘦身小知识 健康饮食应结合适量运动，才能达到更好的瘦身效果。

建议 3：结合多种运动方式。

为了达到更好的瘦身效果，建议采用多种运动方式锻炼。比如，可以将有氧运动（如游泳、骑行、慢跑等）和无氧运动（如举重、短跑、俯卧撑等）相结合，这样既可以提高心肺功能，又可以增强肌肉力量。

不用运动也能瘦身吗？

虽然运动对瘦身起着重要作用，但不依靠运动也有可能达到瘦身的目的。比如通过合理控制饮食，减少高碳水、高脂肪和高盐食物的摄入，增加蔬菜、水果和高蛋白质食物的摄入等。

瘦身小知识 有氧运动前要进行热身活动，以降低运动损伤的风险。

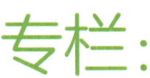

专栏：
送给女性的特别饮食指南

女性的营养需求和饮食注意事项与男性存在诸多不同。特别是在"姨妈期"、孕期、哺乳期和月子期等特殊时期，女性需要更加关注自己的饮食和健康。

"姨妈期"饮食——补铁是关键

在"姨妈期"女性失血较多，需要补充铁元素和其他营养物质，以缓解生理期的不适感。

补充铁质：多吃富含铁元素的食物，如瘦肉、动物肝脏等，以补充失血造成的铁元素流失。

补充维生素和矿物质：多吃新鲜蔬菜和水果，补充维生素和矿物质，缓解生理期的不适。

忌口：避免寒凉、刺激性、重口味的食物，如冷饮、辣椒等，这些食物可能会刺激肠胃，加重经期不适。

"姨妈期"饮食指南

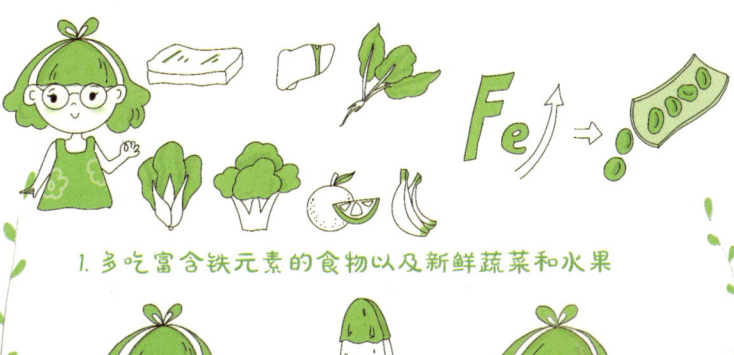

1. 多吃富含铁元素的食物以及新鲜蔬菜和水果

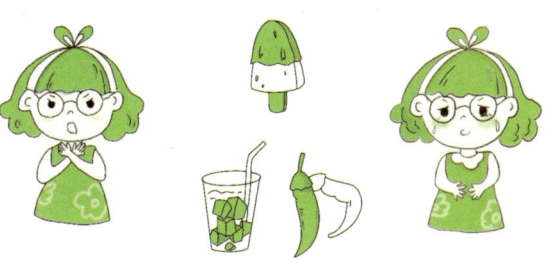

2. 避免寒凉、刺激性的食物,以免加重不适

孕期饮食——给身体更多的营养支持

孕期女性的身体需要支持胎儿的生长和发育，因此营养需求大大增加。胎儿需要摄入蛋白质、脂肪、碳水化合物、维生素和矿物质等营养素来维持正常发育。此外，孕期女性还需要摄入额外的铁元素来应对血容量增加的需求，以及额外的钙元素来促进胎儿骨骼的生长。

补充蛋白质：多吃鱼、肉、蛋、奶、豆类等富含蛋白质的食物。

补充维生素和矿物质：多吃新鲜蔬菜和水果，以补充维生素和矿物质。特别要注意铁元素和钙元素的摄入，可以多吃红肉、绿叶蔬菜、豆制品等食物来补充。

合理选择富含碳水化合物的食物：多吃一些全谷类食物，如燕麦、糙米等，以提供稳定的能量来源并补充膳食纤维。

忌口：避免高脂肪、高糖、高盐的食物，以降低患妊娠期糖尿病、妊娠期高血压等的风险。

孕期饮食指南

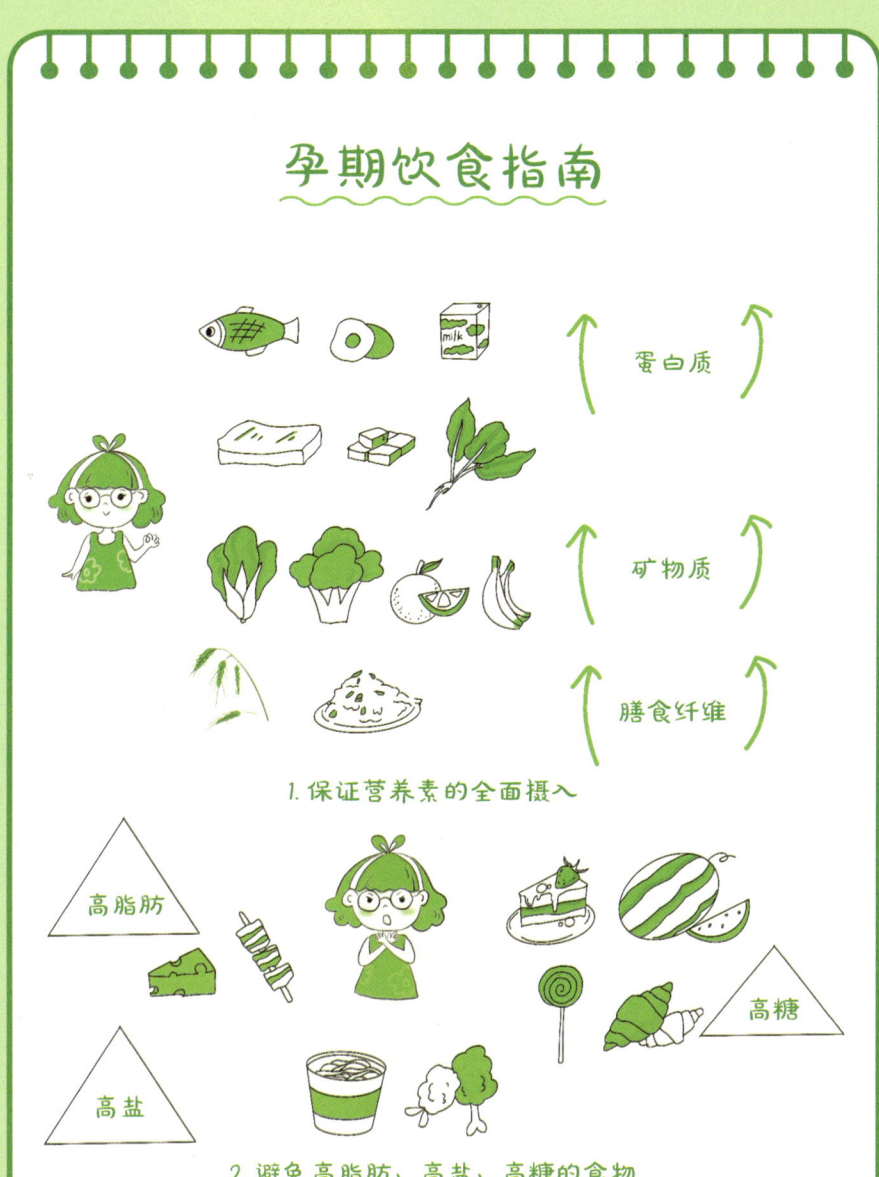

1. 保证营养素的全面摄入
2. 避免高脂肪、高盐、高糖的食物

月子期饮食——促进产后恢复

月子期是产后恢复的关键时期,需要特别注意各类营养素的摄入,尽量做到食物多样化,以促进身体的恢复和乳汁的分泌。

清淡易消化:刚生完宝宝你可能会感觉身体乏力、食欲不振,因此产后第一周要以清淡、易消化的食物为主,如稀饭、面条、馄饨、鸡蛋羹等,再逐渐过渡到正常饮食。月子期饮食要多样化,每天都要摄入谷薯类、蔬菜水果类、畜禽肉类、蛋奶类食物,如果食欲不佳,可以少量多餐。

补血补气:多吃红枣、桂圆、枸杞等补益气血的食物,有助于身体的恢复,可以用煮粥、煲汤这些方式来烹饪。

忌口:避免生冷、油腻、刺激性的食物,还要注意避免摄入容易导致胀气的食物,以免影响身体的恢复。

月子期饮食指南

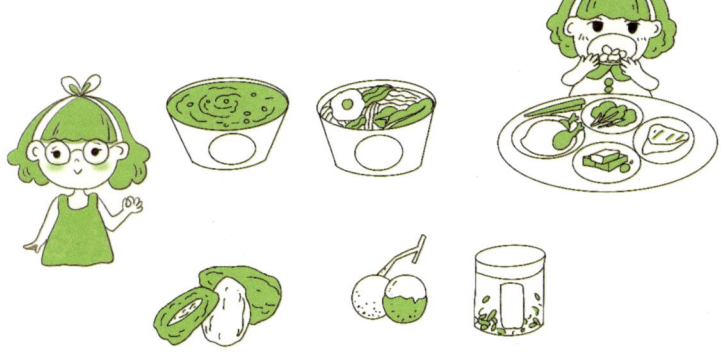

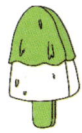 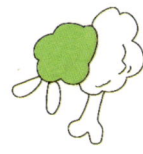 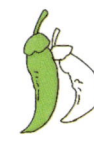 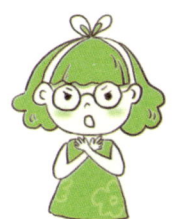

1. 吃清淡、易消化的食物
2. 补益气血,促进身体恢复
3. 避免生冷、油腻、刺激性的食物

哺乳期饮食——摄入足量营养的同时避免肥胖

哺乳期女性需要分泌乳汁来喂养婴儿,营养需求也相对较高,特别要注意增加蛋白质、脂肪和碳水化合物的摄入量,以保证乳汁的分泌质量。

补充蛋白质:多吃富含蛋白质的食物,如瘦肉、鱼类、蛋类、奶制品等,以满足乳汁分泌的需求。

选择健康脂肪:适量摄入含健康脂肪的食物,如橄榄油、鱼油等,有助于提升乳汁的质量。

合理选择含碳水化合物的食物:选择全谷类食物和新鲜水果蔬菜,以提供稳定的能量来源及膳食纤维。

补充维生素和矿物质:新鲜的蔬菜水果能提供丰富的维生素和矿物质,能提升乳汁质量。

多喝汤水:如鸡汤、鱼汤等,可促进乳汁分泌。

忌口:避免生冷、油腻、刺激性的食物,以免影响乳汁的质量和分泌量。

哺乳期饮食指南

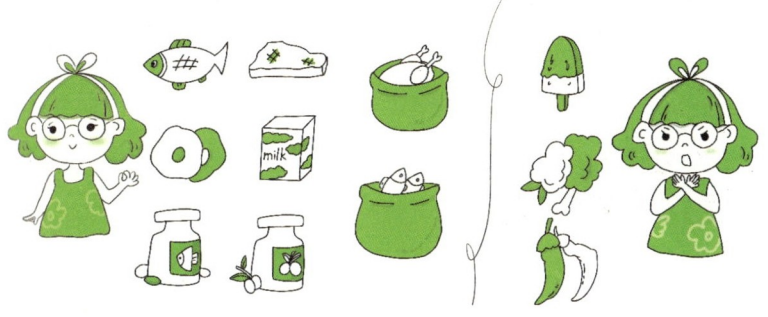

1. 合理补充蛋白质、脂肪、碳水化合物、维生素和矿物质，多喝汤水

2. 避免生冷、油腻、刺激性的食物

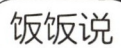

饭饭说

特殊时期的女性需要根据自己的生理需求调整饮食，以满足身体对营养的需求，保持健康。同时，养成良好的饮食习惯和生活方式也是非常重要的。

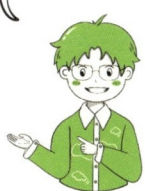

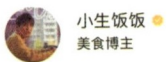
小生饭饭
美食博主

扫一扫二维码，关注我的视频号

更多营养学知识及瘦身食谱教程，请关注"小生饭饭"微信视频号。

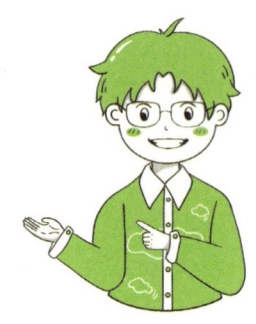

如有任何产品、售后、饮食、运动等身材管理问题，可添加饭饭企业微信，获取一对一专属解答。